Rogie

AF502347

T e 97
295

CALCULS

CHEZ LA FEMME

ÉTUDE

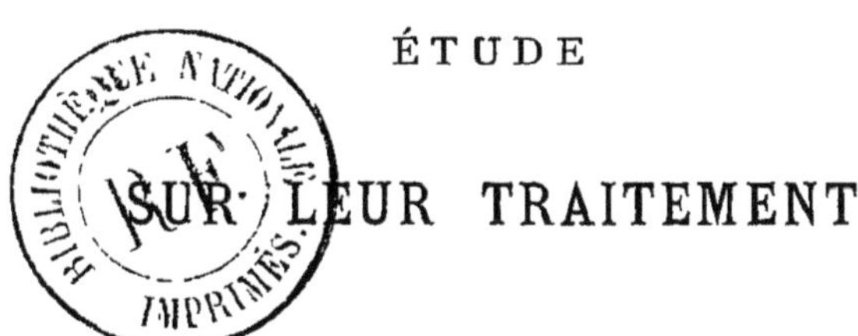

SUR LEUR TRAITEMENT

PAR

Eugène ROGIE,

Docteur en médecine de la Faculté de Paris.

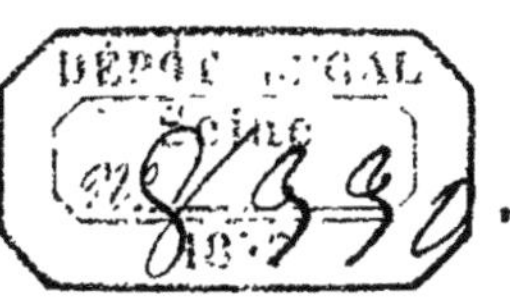

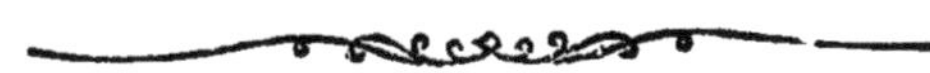

V. A. DELAHAYE ET Cⁱᵉ, LIBRAIRES-ÉDITEURS

Place de l'École-de-Médecine.

—

1877

A MA FAMILLE

A MES AMIS

A mon président de thèse

M. LE PROFESSEUR GOSSELIN

Membre de l'Aeadémie de médecine et de l'Académie des sciences.

A M. BENJAMIN ANGER

Professeur agrégé, chirurgien de l'hôpital Saint-Antoine.

A M. LE GÉNÉRAL THIÉRY

Hommage d'inaltérable reconnaissance.

A MES MAITRES DE NANCY, LYON ET PARIS

CALCULS CHEZ LA FEMME

ÉTUDE SUR LEUR TRAITEMENT

AVANT-PROPOS.

Trois discussions soulevées récemment à la Société de chirurgie sur le traitement des calculs chez la femme, l'observation d'une taille uréthrale pratiquée par notre excellent maître, M. Benjamin Anger nous ont inspiré l'idée de faire quelques recherches sur cette question qui semble partager beaucoup les chirurgiens. Loin de nous la pensée prétentieuse de résoudre un si grave problème. Nous n'avons pour cela ni la science, ni l'expérience, ni l'autorité nécessaires.

A peine avions-nous entrepris cette étude que la remarquable thèse de M. P. Hybord sur ce sujet nous tomba sous la main. Nous devons avouer que la lecture de ce travail si complet et si soigné nous découragea un peu et faillit nous faire abandonner notre projet primitif. Cependant, en relisant les débats de la Société de chirurgie, il nous vint à l'idée qu'il ne serait peut-être pas inutile de rechercher si les observations publiées depuis quelques années ne pourraient point donner quelques en-

Rogie.

seignements nouveaux et des conclusions pratiques. Nous nous bornerons donc à faire une sorte de revue critique des différentes opinions qui ont été émises depuis la publication de l'ouvrage que nous venons de citer, c'est-à-dire depuis 1872. On a dit de la thèse de M. P. Hybord qu'elle pouvait, quant à présent, servir de guide aux chirurgiens sur ce point de thérapeutique ; elle marque donc une étape dans l'étude de la question. Je n'oserais espérer que mes recherches en marqueront une autre. Quoi qu'il en soit, je m'efforcerai de fournir tous les documents que j'ai pu recueillir convaincu que c'est là le seul moyen sérieux de soutenir une discussion.

Le but de ce travail, avons-nous dit, est de recueillir les éléments nécessaires pour apprécier la valeur des différents modes de traitement de l'affection calculeuse chez la femme. Toutefois avant d'entrer dans notre sujet, nous croyons qu'il ne sera pas superflu de consacrer quelques pages à l'étude de la vessie et de l'urèthre chez la femme. La symptomatalogie, le diagnostic et le pronostic de la maladie seront ensuite rapidement passés en revue.

Nous ne voulons pas finir ces lignes sans prier M. Benjamin Anger de vouloir bien agréer le témoignage de notre gratitude pour ses bienveillants conseils et ses précieuses leçons.

ANATOMIE.

La vessie est contenue dans l'excavation du bassin entre le pubis, en avant, et l'appareil génital, en arrière.

La forme de la vessie est plus arrondie chez la femme que chez l'homme. Sa capacité est également plus grande circonstance que la plupart des anatomistes attribuent à nos habitudes sociales qui obligent souvent les femmes à retenir fort longtemps leurs urines.

Soulevée par le vagin, la vessie descend toujours moins bas chez la femme, d'où il résulte que sa face postérieure et ses faces latérales sont entièrement recouvertes par le péritoine; de plus sa base forme un plan régulièrement incliné dont la partie la plus déclive aboutit à l'embouchure de l'urèthre. Il n'y a donc pas de bas-fond comme chez l'homme. Inutile d'ajouter qu'on ne remarque pas sur cette face la saillie constituée par la prostate chez l'homme ni la dépression qui fait suite au trigone.

La vessie est en rapport par sa face inférieure avec une petite portion de l'extrémité inférieure de l'utérus ; plus bas, elle s'accole à la paroi antérieure du vagin et constitue avec elle la cloison vésico-vaginale. Les rapports de la vessie avec l'utérus sont quelquefois très-utiles à connaître au point de vue qui nous occupe. En effet, dans les déplacements de la matrice, l'antéflexion ou la rétroversion, le corps ou le col vient faire saillie dans la vessie, divisant sa cavité en deux culs-de-sac latéraux dans lesquels les calculs pourront se loger et échapper à l'instrument explorateur. D'autres fois, au contraire, on sera exposé à prendre la saillie produite par le col utérin pour un corps étranger dans la vessie.

Les rapports de l'extrémité supérieure sont les mêmes dans les deux sexes.

Le col de la vessie occupe la partie la plus déclive ; il est caché derrière la symphyse pubienne à laquelle se rattachent les ligaments pubio-vésicaux qui sont assez lâches pour lui permettre de se déplacer dans une certaine mesure. Entre le col et la symphyse, on trouve un tissu conjonctif lâche au milieu duquel s'entrelacent les branches d'un plexus veineux analogue au plexus de Santorini. Ce plexus entoure le col vésical et communique avec les veines clitoridiennes et avec le bulbe du vagin

Placé beaucoup plus bas que chez l'homme le col vésical et la portion de la face antérieure de la vessie qui lui fait suite, débordent inférieurement la symphyse, en sorte qu'un instrument plongé au dessus de l'arcade pubienne et tangentiellement à cette arcade pénétrerait dans le réservoir urinaire. C'est cette notion anatomique qui a donné à Lisfranc l'idée de la taille vestibulaire.

Enfin, latéralement, les insertions antérieures du releveur de l'anus s'avancent jusqu'à l'extrémité vésicale de l'urèthre.

En arrière, il repose sur le vagin dont il est séparé par du tissu cellulaire dense que traversent des veines petites, mais nombreuses.

La structure de la vessie est la même que chez l'homme et nous intéresse assez peu pour notre sujet.

Urèthre. — L'urèthre de la femme représente la portion intra-périnéale de celui de l'homme ou, pour mieux préciser, c'est l'urèthre de l'homme moins sa portion spongieuse. Sa longueur est comprise entre 25 et 35 millimètres. Il décrit une très-légère courbe à concavité supérieure analogue à celle de la portion prostatique de l'urèthre de l'homme. Elle regarde la symphyse pubienne dont elle se trouve encore séparée par un intervalle de 8 à 19 millimètres. Malgré sa courbure, l'urèthre reçoit parfaitement des instruments droits.

La direction de l'urèthre peut subir des modifications suivant certaines influences. C'est la mobilité du col de la vessie qui les permet. Ainsi, lorsque la vessie est pleine, elle s'exhausse un peu et augmente d'autant la courbure uréthrale. Les différentes inflexions utérines les modifient aussi. La rétroversion utérine la redresse. Enfin, dans quelques cas fort rares, la courbure peut se faire en sens inverse. C'est ce qui arrive dans la cystocèle vaginale. De là proviennent de grandes difficultés de cathétérisme.

La forme de l'urèthre considéré dans son ensemble est celle d'un fuseau ou si l'on veut de deux cônes tronqués opposés par leur base la plus large, de sorte que le calibre est plus grand vers le milieu de la longueur qu'aux deux extrémités.

L'orifice externe ou méat est, sans contredit, le point le plus rétréci. C'est à peine s'il presente un diamètre de 4 à 5 millimètres.

Situé entre le vagin et le clitoris, il se présente sous la forme d'une petite dépression entourée de tous côtés de tubercules muqueux. A l'état normal, l'ouverture n'est pas béante et les parois de l'urèthre sont en contact. A 7 ou 8 millimètres au-dessous du méat, on aperçoit une petite saillie ordinairement assez bien marquée pour qu'on puisse la délimiter avec la pulpe du doigt. Cette saillie, qui correspond à la terminaison de la colonne antérieure du vagin, sert de point de repère lorsqu'on est obligé de pratiquer le cathétérisme sans s'aider du sens de la vue.

L'orifice qui correspond au col offre une moyenne de 6 millimètres de diamètre.

Une des propriétés les plus importantes de l'urèthre,

, au point de vue du traitement des calculs, est sa dilatabilité et, en particulier, celle de son orifice vésical. Il est donc très-important de savoir quelles dimensions peut atteindre cet orifice sans qu'il se produise de déchirures de la muqueuse ou des fibres musculaires qui la recouvrent. Il résulte d'expériences cadavériques, faites par M. P. Hybord, que le col de la vessie peut atteindre 35 millimètees sans lésion appréciable. On comprend l'utilité de cette notion quand il s'agira d'extraire, par la voie uréthrale, des calculs ayant un diamètre inférieur ou égal à ce chiffre.

Logé dans une gouttière de la paroi supérieure du vagin, le canal de l'urèthre semble comme incrusté dans cette paroi ; il s'en éloigne cependant un peu avant d'arriver au col de la vessie. Par suite de cette disposition, il existe entre les deux conduits un espace triangulaire (vagino-uréthral) dont le sommet est tourné du côté du méat. On retrouve donc ici, mais en réduction, ce qui existe chez l'homme entre l'urèthre et le rectum (triangle recto-uréthral des auteurs). Cet espace est comblé par du tissu conjonctif sillonné de veines. Des veines semblables recouvrent sa face antérieure et ses faces latérales de telle façon qu'il est comme enveloppé d'une gaîne érectile à laquelle Blandin donnait le nom de *bulbe uréthral*. Ces notions anatomiques ne devront pas échapper au chirurgien dans les différentes espéces de tailles uréthrales. On devra, en effet, s'attendre à avoir une hémorrhagie abondante toutes les fois qu'en incisant le canal de dedans en dehors on dépassera l'épaisseur de ses parois, et cela dans quelque sens que l'on incise.

Latéralement, outre les veines signalées plus haut, on rencontre encore les fibres du muscle constricteur du vagin et, plus profondément, celles du releveur de l'anus.

Enfin, en haut et en avant, le canal est en rapport avec le tissu cellulaire qu'on rencontre au-dessous de la muqueuse vestibulaire, tissu qui contient des veines en grand nombre et qui sépare l'urèthre du ligament sous-pubien. Plus profondément enfin, et toujours en haut, l'urèthre répond aux fibres musculaires analogues au muscle de Wilson.

Les parois de l'urèthre sont constituées par une tunique fibreuse, tapissée intérieurement par une muqueuse, et recouverte extérieurement d'une couche peu développée de fibres musculaires lisses, indépendamment de faisceaux striés fournis par le releveur de l'anus.

La structure de l'urèthre de la femme présente une particularité qu'on ne trouve pas sur celui de l'homme et qui consiste en la présence de fibres musculaires striées dans la tunique musculaire. En effet, cette tunique se compose de deux couches, l'une, longitudinale, formée simplement par des fibres musculaires lisses de la vie organique, continuation des fibres longitudinales de la vessie ; l'autre, circulaire, constituée par des fibres musculaires de la vie de relation, tandis que l'urèthre de l'homme n'en possède point. Cette anomalie, ou plutôt cette dissemblance est facile à expliquer. Chez l'homme, après que l'urine contenue dans la vessie a été expulsée, le sphincter vésical se contracte et rien ne passe plus par l'urèthre ; mais ce canal conserve encore dans son intérieur une certaine quantité de liquide plus ou moins considérable, représentant une colonne égale en longueur à la longueur de l'urèthre, et en largeur à la largeur variable de l'urèthre. Pour expulser cette colonne liquide, l'homme est obligé de contracter ses muscles du périnée, et entre autres le muscle bulbo-caverneux qui doit justement à ses fonctions le nom de *muscle accélérateur de l'urine*. L'expulsion des dernières gouttes de l'urine, après la miction, se fait volontairement, le bulbo-caverneux étant un muscle strié.

Chez la femme, ce muscle bulbo-caverneux existe bien, il est vrai, mais ses fonctions sont tout autres que chez l'homme ; au lieu de prendre insertion autour de l'urèthre, il s'insère sur le squelette fibreux du vagin, de sorte que le muscle accélérateur de l'urine devient muscle constricteur du vagin, et par conséquent ne sert plus à rien pour la miction. De plus, les fibres lisses du muscle de Wilson, auquel un certain nombre d'auteurs et entre autres M. le professeur Richet ont fait jouer un rôle analogue au muscle bulbo-caverneux, ce muscle de Wilson semble ne pas exister chez la femme.

Or, l'urèthre de la femme, malgré sa brièveté, contient aussi une certaine quantité d'urine, après les contractions du sphincter vésical qui suit la déplétion de la vessie. Pour suppléer au bulbo-caverneux, ce sont des fibres musculaires striées, appartenant en propre à la couche contractile de l'urèthre, qui remplissent sa fonction ; elles constituent un véritable muscle accélératenr de l'urine.

La muqueuse uréthrale est composée d'un chorion de tissu fibreux résistant, mais très-extensible, entre les mailles duquel se trouvent des fibres élastiques. Ce chorion est recouvert d'une couche d'épithélium pavimenteux, semblable à celui qu'on remarque chez l'homme.

Le chorion est uni à la tunique musculaire par un tissu cellulaire très-lâche servant de soutien à de nom-

breux vaisseaux, parmi lesquels les veines sont en
nombre très-considérable. Des lymphatiques et des nerfs
s'y rencontrent en quantité aussi considérable que chez
l'homme.

SYMPTOMES.

L'affection calculeuse est, on le sait, beaucoup plus rare
chez la femme que chez l'homme, et quand elle existe,
son origine est peut être moins souvent spontanée que
consécutive à la présence de corps étrangers introduits
dans l'urèthre pour des motifs plus ou moins avouables.
Les symptômes de la pierre chez la femme ressemblent
beaucoup à ceux de la même maladie chez l'homme.
Nous les diviserons en symptômes fonctionnels et symptômes physiques.

Les symptômes fonctionnels consistent en douleurs et
en trouble de la miction.

Les douleurs siégent généralement dans la vessie ; toutefois, il est des cas où elles semblent se localiser dans
les organes génitaux de façon a faire croire, par exemple,
à des affections utérines. (V. obs. de Triaire de Tours,
L. obs. III.) Elles affectent différentes formes ; tantôt
c'est une sensation de pesanteur, de brûlure ; quelquefois, c'est un sentiment de déplacement, de barre, de dilacération.

D'abord peu violente au début de la maladie, elles
augmentent progressivement d'intensité à mesure qu'elles
s'en éloignent. Laissant d'abord d'assez longs inter-
valles de répit à la patiente, elles se rapprochent
bientôt de façon à ne lui laisser aucune trêve. Différentes
circonstances influent sur les manifestations doulou-

reuses soit pour les modérer, soit au contraire pour les réveiller et les accroître. Le repos est, sans contredit, une des conditions où la malade trouve le plus de calme. Mais qu'elle prenne de l'exercice, qu'elle vaque à ses occupations, qu'elle voyage en voiture (1) (L. obs. **V**), aussitôt son état s'aggrave, ses souffrances augmentent. Elles quittent bientôt la sphère vésicale pour s'irradier du côté de l'utérus et du côté des lombes. Les membres abdominaux sont quelquefois eux-mêmes envahis, et des douleurs névralgiques s'y manifestent le long du nerf sciatique.

Les troubles de la miction sont variables. La femme éprouve un fréquent besoin d'uriner, ce qui s'explique par l'irritation de la vessie causée par la présence du calcul. Ce besoin est parfois si impérieux qu'il prive les malades de repos. Quant au mode de la miction elle-même, tantôt les malades se plaignent soit d'avoir de la peine à uriner, soit au contraire de ne pouvoir contenir leurs urines. L'observation que nous avons recueillie (T. U. obs. VII) dans le service de M. Benjamin Anger nous offre un exemple bien net de la succession immédiate de ces deux ordres de phénomènes. Pendant une période de huit jours, la malade eût une rétention d'urine absolue qui lui causa des souffrances tellement atroces qu'elle en prit, dit-elle, des attaques de nerfs. Immédiatement après survint une incontinence complète. L'incontinence est, paraît-il, plus fréquente chez la femme que chez l'homme, ce qui s'explique par la dif-

---

(1) Les observations relatives à chaque procédé seront précédées de ses initiales : D. dilatation. — L. lithotritie. — T. U. taille uréthrale. — T. V. V. taille vésico-vaginale, etc.

férence de structure anatomique de l'urèthre de l'un et de l'autre sexe. La rétention peut être attribuée, soit à l'irritation du col qui se contracte spasmodiquement et empêche l'urine de s'écouler, soit au contraire à la présence du calcul au niveau de l'orifice vésical de l'urèthre. Cette dernière condition provoque de la part de la femme de très-grands et souvent stériles efforts pour uriner, et l'on voit quelquefois l'issue du calcul s'effectuer dans ces circonstances. Il est probable que chez la malade dont nous venons de parler, la rétention n'était point due à l'oblitération de l'orifice vésical par la pierre, puisque le cathétérisme qui fut alors pratiqué deux fois par jour ne mit point sur la voie du diagnostic. Si ces efforts de miction peuvent quelquefois provoquer l'évacuation d'un calcul volumineux, il faut bien savoir aussi que, sous leur influence, il peut se former une cystocèle vaginale. Parfois on observe, comme chez l'homme, un trouble particulier de cette fonction qui consiste dans l'intermittence du jet. On comprend sans peine quel en est le mécanisme. Le calcul, au début de la miction, se trouve en regard de l'orifice de l'urèthre ; sous l'action du courant il est bientôt entraîné et vient s'appliquer contre cet orifice, empêchant ainsi l'écoulement du liquide.

Les urines, de leur côté, peuvent mettre sur la voie du diagnostic. Elles sont parfois normales, surtout au début, mais elles ne tardent pas à s'altérer. Dès lors, elles peuvent contenir du mucus, du pus, du sang, du pus et du sang mélangés. Ce sont là les signes d'une cystite plus ou moins intense ou d'une complication rénale (pyélonéphrite). Il est évident que ces caractères ne sont point pathognomoniques de la présence d'un calcul attendu qu'on peut les rencontrer dans une foule d'autres circonstances. néphrite suppurée, tumeurs fongueuses de la vessie. Il est clair aussi que, s'il existe une complication rénale, on ne peut démêler facilement ce qui lui appartient de ce qui relève uniquement de la lésion vésicale.

Symptômes généraux. — La malade ne peut rester longtemps dans ces conditions sans que son état général en subisse une profonde atteinte. Elle perd le sommeil et l'appétit, elle maigrit considérablement et s'affaiblit de plus en plus. Tous ces phénomènes s'expliquent très-bien par l'intensité et la ténacité des douleurs, par la dyspepsie urineuse dont M. Hérard a publié de beaux exemples il y a quelque temps dans l'*Union médicale*. Le système nerveux devient très-irritable, le caractère s'aigrit. Bref, la vie de la malade est bientôt en danger si le chirurgien n'intervient pour la débarrasser de son calcul.

Si l'affection est abandonnée à elle-même, il se produit une cystite qui, d'abord inflammatoire, devient bientôt purulente. L'inflammation peut gagner les uretères puis les reins, et la patiente finit pár succomber à la pyélonéphrite.

Symptômes physiques. — Nous n'avons étudié jusqu'ici que les symptômes fonctionnels. Ils ne nous ont fourni, tout bien considéré, que des signes de présomption. Nous nous trouvons, pour ainsi dire, dans les mêmes conditions qu'en obstétrique, où la découverte des signes rationnels ne sont qu'un acheminement vers la recherche des signes de certitude. Un accoucheur n'est sûr de la grossesse que s'il a senti le fœtus, que s'il a perçu ses mouvements. Le chirurgien, de son côté, ne peut affirmer la présence d'un calcul que quand il l'a senti. Chez la femme, il peut arriver à ce but par deux moyens qu'il emploie isolément ou qu'il combine le plus souvent. Ces moyens sont le cathétérisme et le toucher vaginal. Quand il s'agit d'une jeune fille ou d'une femme vierge on peut avoir recours au toucher rectal ; néanmoins, il faut bien savoir que le toucher vaginal n'est pas absolument impossible chez les personnes non déflorées, pourvu qu'il se pratique avec toutes les précautions voulues.

Si, par le toucher vaginal, on a préalablement reconnu qu'il n'existe du côté de l'utérus ni déviation ni tumeurs, et qu'on sente, du côté de la vessie, un corps dur, arrondi, le plus souvent mobile sous l'impulsion du doigt, on est à peu près sûr qu'on a affaire à un calcul.

Mais le véritable procédé d'exploration des calculs est le cathétérisme. C'est lui qui fournit les renseignements les plus nombreux, les plus sûrs, et je dirai même les plus nécessaires au point de vue du traitement. Je n'ai point à indiquer ici les règles à suivre pour explorer la vessie à l'aide de la sonde métallique. Elles sont absolument les mêmes que chez l'homme, avec cette différence, toutefois, qu'elles sont plus faciles à mettre en pratique. Dolbeau les a très-bien et très-complétement décrites dans son *Traité de la pierre dans la vessie*. Nous y renvoyons donc le lecteur. Grâce au cathétérisme, on arrivera à acquérir des notions très-précises relativement à la présence de la pierre, au nombre des calculs, à leur volume, à leur mobilité ou leur fixité, à leur position, à leur forme, et jusqu'à un certain point à leur consistance. Il y a peu de temps, en effet, nous avons vu M. le professeur Gosselin diagnostiquer un calcul mural, au choc produit par la sonde, arrivant brusquement à son contact.

Le lithotriteur confirme ces notions en les complétant.

Tous ces éléments sont très-importants à bien déterminer, car c'est de leur connaissance exacte que découle le choix du procédé à mettre en usage pour l'extraction, et nul n'ignore que le succès de l'opération est intimement lié à ce choix.

Nous reviendrons, d'ailleurs, sur ce point, à l'occasion du diagnostic et des indications de chacune des méthodes communément préconisées.

DIAGNOSTIC.

Le diagnostic de l'affection calculeuse chez la femme présente deux écueils : le premier est de croire à la présence d'un calcul qui n'existe pas; le second est de méconnaître un calcul qui existe.

L'affection qui offre le plus de similitude avec la pierre dans la vessie est la cystite, bien qu'on ait nié l'existence de cette dernière chez la femme. La cystite se rencontre chez la femme aussi bien que chez l'homme, moins fréquemment, il est vrai, et c'est sans doute ce qui a induit en erreur des auteurs de bonne foi. Courty, Bernutz, Guyon, Richet et bien d'autres en ont cité des exemples. J'ai eu l'occasion moi-même d'en observer trois cas en un an dans le service de M. Lasègue, et j'ai assisté à deux remarquables leçons de ce savant professeur sur ce sujet.

Comme les calculs, elle peut se traduire par des troubles de la miction, des douleurs vésicales et de voisinage, et enfin par des troubles généraux. Il arrive même quelquefois, pour favoriser l'erreur, que l'exploration directe ne peut lever les doutes, soit que la sonde ne puisse pénétrer dans la vessie devenue d'une irritabilité extrême, soit que le cathéter introduit vienne heurter contre les colonnes vésicales contractées et dures et fasse croire à un calcul qui n'existe pas. D'après Hybord, M. Guyon aurait observé ce fait. On comprend que ce ne sont là que des difficultés d'examen dont on viendra facilement à bout, grâce à l'emploi du chloroforme.

Les polypes de l'urèthre peuvent donner des symptômes fonctionnels analogues à ceux de la pierre, mais l'impossibilité ou la difficulté de faire passer une sonde amènera le chirurgien à faire l'examen particulier de l'urèthre où il trouvera le corps du délit.

Nous avons dit tout à l'heure qu'on pouvait méconnaître la prése ce d'un calcul qui existait réellement. Il y a plusieurs raisons à cela. La plus commune, peut-être, est celle d'un examen insuffisant comme cela est arrivé dans mon observation de l'hôpital Saint-Antoine, dont j'ai déjà parlé. Les premiers médecins qui soignèrent cette malade procédèrent comme pour une simple cystite.

D'autres fois, le chirurgien croit à la maladie d'un organe voisin : témoin le cas du docteur Triaire (L. Obs. III). Enfin, dans quelques cas, malgré l'exploration la plus complète en apparence, le calcul ne peut être constaté. C'est ce qui arrive parfois à la suite de déplacements de la matrice ou de l'existence d'une cystocèle vaginale. Ainsi, Civiale, dans son *Traité de la lithotritie* (1847), p. 259, s'exprime de la façon suivante à ce sujet : « Un autre difficulté d'exploration résulte de la disposition de la vessie et de la saillie que l'utérus (en retroversion) fait souvent à la face postérieure de ce viscère. Il y a alors deux bas-fonds dans lesquels on est obligé d'aller alternativement chercher les fragments calculeux. » D'autre part, on sait que dans les cas de cystocèle, il n'est point rare de trouver des calculs dans la portion herniée; c'est même cette circonstance qui a donné à Fabrice de Hilden l'idée de la taille vésico-vaginale. On comprend que si, dans ces cas, on a oublié de pratiquer le toucher vaginal, le cathétérisme pourra rester infructueux. En effet, la poche vésicale surnuméraire qui fait hernie dans le vagin peut très-bien ne communiquer avec la vessie que par un orifice virtuel, une fente sur laquelle le cathéter glissera le plus souvent sans s'insinuer dans le diverticulum. Nous le répétons, le meilleur moyen d'éviter une erreur est de ne négliger aucun des moyens d'exploration dont nous avons parlé ; il faut les employer soit successivement, soit simultanément.

Jusqu'ici, nous n'avons cherché à résoudre que la question de savoir s'il y a un calcul. Mais cela ne suffit point; les exigences du traitement obligent à en préciser autant que possible les qualités.

Il est évident qu'il n'est pas bien difficile de se renseigner sur l'unité ou la pluralité des calculs. Quelques tâtonnements suffiront pour élucider cette question. S'il y a plusieurs pierres, il ne sera pas toujours possible d'en fixer le nombre exact, mais cela n'a qu'une importance secondaire. Une erreur portant sur une de plus ou une de moins ne peut modifier sensiblement la conduite à tenir. Le volume du calcul se déterminera à l'aide du lithotriteur. Avec un peu d'habitude, on finira par trouver, assez exactement, les dimensions dont on a besoin.

La forme du calcul est connue par le fait même de l'exploration précédente, dont elle est, en quelque sorte, le corollaire inévitable. Le toucher vaginal et le cathétérisme combinés ou isolés renseignent facilement sur la mobilité ou la fixité du calcul. Toutefois, il faut bien savoir qu'il est des cas où il est fort difficile de déterminer si la pierre est adhérente. En effet, il arrive que la vessie irritée se contracte de façon à venir appliquer ses parois sur le calcul, tout à fait comme la matrice vient se mouler sur le fœtus au moment des contractions expulsives. Assurément, dans ces conditions, le calcul est fixé, mais il n'est point enchatonné. La connaissance de cette éventualité, un peu de patience et l'emploi du chloroforme éclaireront bientôt la situation. Il ne faut donc pas trop se presser de conclure à l'enchatonnement, car cette erreur pourrait entraîner au choix d'une opération de taille quelquefois dangereuse, dans des cas où la lithotritie, voire même la simple dilatation, ne présenteraient que peu d'inconvénients.

Enfin, il est souvent utile de reconnaître la cause qui a pu produire le calcul. S'est-il formé spontanément, sous l'influence de la diathèse unique, ou bien est-il consécutif à la présence d'un corps étranger? On sait que les calculs dus à la première cause sont assez rares en raison de la facilité avec laquelle sont expulsés, pendant la miction, les graviers susceptibles de constituer les noyaux de ces productions pathologiques. Mais les pierres qui se forment autour de corps étrangers introduits dans l'urèthre et avalés, en quelque sorte, par la vessie sont fréquentes. Ainsi, on a trouvé dans de nombreux calculs des bouts de crayon ou de petits cylindres de bois préparés plus ou moins artistement, des épingles à cheveux, des bougies, etc. Il faut avouer que les renseignements relatifs à la présence de corps étrangers dans la vessie sont très-difficiles à obtenir des malades qui feignent une ignorance complète sur ce point, espérant cacher ainsi leur turpitude. Quoi qu'il en soit, il est bon d'être averti du fait : avec de la patience et un interrogatoire bien dirigé, on arrivera souvent à arracher un aveu aux malades. J'insiste sur ce point à cause de son importance au point de vue du traitement. Voici d'ailleurs le résumé d'une observation relatée dans la thèse d'Hybord qui justifie parfaitement la nécessité de cette notion. « Pauline G..., âgée de 19 ans, lingère, entre le 22 mars 1866 à Necker. On diagnostique un calcul long, formé autour d'une épingle à cheveux. Dans une première séance de lithotritie, le calcul échappe au lithotriteur. Douleurs vives. — Une deuxième séance échoue également. Douleurs assez intenses dans les membres inférieurs, les genoux ; le ventre devient douloureux, ballonné, peau chaude ; fièvre intense 120-125 pulsations. Enfin, elle offre tous les symptômes d'une péritonite (vomissements, douleur de ventre qui reste ballonné, face grippée). On renonce à la lithotritie. Quelques jours après, on pratique la taille vésico-vaginale. — Mort. » Il est probable qu'une connaissance exacte de la cause du calcul aurait fait renoncer, dans ce cas, à toute tentative de lithotritie.

S'il est vrai que de la connaissance du calcul et de ses qualités on peut tirer de précieuses indications pour le traitement, il n'est pas moins certain que l'étude d'autres éléments doit venir compléter les notions du chirurgien. Quel est l'état de la vessie ? Y a-t-il des lésions du côté du rein ? Quel est l'état général de la malade ? Tout cela doit entrer en ligne de compte pour le décider en faveur de telle ou telle méthode et pour établir le pronostic.

PRONOSTIC.

Nous avons dit, dans notre article symptomatologie, ce que devenait l'affection calculeuse lorsqu'elle était abandonnée à elle-même. Nous n'avons pas à y revenir. Que faut-il, au contraire, penser de la terminaison de la maladie, lorsque le chirurgien dirige contre elle les armes que la science lui a mises entre les mains ? La réponse à cette question est très-difficile à faire. C'est pour en rechercher les éléments que nous avons entrepris ce travail. Nous n'avons pas la présomption de croire que nous allons apporter de grandes lumières pour éclairer les nombreuses difficultés qui enveloppent encore ce point de thérapeutique chirurgicale.

Puissent seulement les faits que nous rapporterons servir à de plus habiles pour compléter ou rectifier les idées qui ont actuellement cours dans la pratique !

DILATATION.

Les observateurs de tous les temps ont été appelés à constater l'évacuation spontanée de calculs par l'urèthre de la femme.

La brièveté de ce conduit, sa direction à peu près rectiligne, sa dilatabilité permettent, en effet, de comprendre comment des calculs peu volumineux ont pu être rejetés

au dehors, sans l'intervention de forces autres que celles
de la nature. Tôt ou tard, il devait venir à l'esprit des
chirurgiens l'idée d'imiter cette opération spontanée, et
d'aller extraire les calculs par la voie uréthrale. Tolet est
un des premiers chirurgiens, sinon le premier, qui ait
dilaté ce canal pour permettre le passage d'une pierre
peu volumineuse (*Traité de lithotomie*, Paris, 1708). Il se
servait dans ce but d'un dilatateur simple, conduit sur la
cannelure d'une sonde ; mais déjà ce chirurgien avait
remarqué les inconvénients de cette méthode, car il
s'exprime ainsi à son sujet : « Il ne faut pas dilater trop
avant, parce que le canal est court et que les fibres trop
dilatées et presque lacérées ne pourraient plus se res-
serrer pour empêcher l'écoulement involontaire de l'u-
rine. » C'est pour parer à cet accident que Collot imagina la taille uréthrale ; il faut avouer que sa découverte
ne lui offrit pas tous les avantages qu'il y cherchait.
Longtemps le procédé de Tolet fut abandonné. Ce ne fut
que vers 1817 que A. Cooper, qui avait inventé un dilatateur, essaya de réhabiliter la méthode en invoquant en
sa faveur plusieurs faits heureux. Quoi qu'il en soit, il
ne paraît pas qu'il ait réussi à faire partager sa manière
de voir aux chirurgiens de son temps, pas plus qu'à ceux
qui le suivirent. On le voit, la dilatation, tour à tour
vantée, puis délaissée, paraissait menacée d'un éternel
oubli. Ce n'est que dans ces dernières années qu'on l'a
remise à l'étude.

Dans sa thèse inaugurale, M. P. Hybord s'exprime
ainsi à son sujet : « A première vue, on est tenté de se
demander pourquoi la dilatation n'est pas entourée d'une
plus grande faveur. Si elle n'entraîne après elle qu'un
grave inconvénient, il faut avouer qu'il est immense, et

la somme des avantages qu'elle présente n'est pas supérieure au résultat qui peut en être la conséquence. Toutefois n'a-t-on pas exagéré cet accident? La crainte même
de le voir survenir n'entre-t-elle pas pour beaucoup
dans cette abstention? Que dit, en effet, la statistique :
sur les dix cas que nous avons pu recueillir, l'incontinence est indiquée comme accident consécutif trois fois
seulement, et encore deux malades furent promptement
rétablies. Il n'est pas douteux pour nous que cette opération ne soit appelée à rendre des services plus grands,
si l'on ne portait pas la dilatation au delà des règles pré-
cises. » Ces réflexions de M. Hybord nous semblent parfaitement justifiées par les travaux et les nombreuses
observations qui ont été publiés depuis, tant en France
qu'en Allemagne.

Qu'on nous permette donc d'en rapporter un certain
nombre. Cette façon de procéder nous mettra plus à
l'aise pour décrire le procédé et en faire la critique.

D. Obs. I. (1871), Reliquet (*Traité des maladies des voies urinaires*). — Dernièrement j'ai fait, sur une femme qui m'avait été
adressée par le docteur Cazalas, la taille par dilatation après avoir
incisé de chaque côté le méat. Je retirai un calcul ovoïde à surface
légèrement mamelonnée, gros comme un fort œuf de pigeon. Le
petit diamètre avait 0,025. Je laisse la sonde de Sims à demeure
pendant trente-six heures, et quatre jours après l'opération, la malade
n'éprouvant aucune douleur, restait levée toute la journée, vaquant
à ses affaires dans son appartement. Pendant les premiers jours les
envies d'uriner ont été impérieuses et ont dû être satisfaites tout de
suite, mais cela a disparu bientôt. Pendant quinze jours, la toux,
l'éternument, un effort ont provoqué l'évacuation spontanée de
l'urine en petite quantité ; mais après ce temps, tous ces troubles de
miction ont disparu.

Voilà une observation où un calcul de 0,025 de diamètre a pu passer par l'urèthre sans déterminer d'incontinence à proprement parler. Il est à peu près certain que la taille uréthrale pratiquée dans ces conditions n'eût pû donner un plus beau résultat, outre qu'elle eût exposé à des accidents sérieux d'hémorrhagie, d'infiltration urineuse, de phlébite, d'infection purulente, etc.

En 1872, M. le professeur Simonin, de Nancy, lut à la Société de médecine de cette ville un mémoire relatif à la dilatation, et dans lequel il signale les résultats qu'il a obtenus.

Il a pratiqué la dilatation extrême et rapide du canal de l'urèthre :

D. Obs. II (*a*). — Une fois pour l'extraction d'un corps étranger introduit dans la vessie.

D. Obs. III et IV (*b*). — Deux fois pour l'extraction des calculs.

D. Obs. V (*c*). — Une fois pour s'assurer, au moment de la lithotritie, si la vessie contenait ou non un corps étranger.

D. Obs. VI (*d*). — Et une autre fois pour l'examen du canal de l'urèthre à l'occasion d'un polype de cette région.

Voici les réflexions de l'auteur sur ces faits : « La dilatation rapide de l'urèthre sur la femme vivante a été obtenue par mon procédé, de telle sorte que pendant l'anesthésie déterminée à l'aide du chloroforme, le diamètre de l'urèthre a pu atteindre l'étendue de 23 à 24 millimètres et que l'urèthre a pu être franchi, soit par le doigt indicateur, soit par divers instruments dilatateurs et tenettes réunis, tenettes chargées de calculs offrant une circonférence totale de 68 à 70 millimètres. Cette dilatation n'a provoqué aucun inconvénient au point de vue général, et a été produite sans aucune douleur à la suite de l'anesthésie. Elle a eu lieu sans rupture du canal. Elle n'a pas provoqué l'incontinence de l'urine, et, au contraire, après avoir été obtenue, une incontinence chronique due à la présence du calcul a cessé complétement après l'extraction du corps étranger. »

Voilà donc six faits, cinq de Simonin et un de Reliquet, où la dilatation portée au même degré, environ $0^m,025$ de diamètre, a parfaitement réussi. Mais ce ne sont pas les seuls.

D. Obs. VII. — Dans un mémoire, publié dans les *Annales de gynécologie* (1874), M. Longuet cite une observation du docteur Reliquet, relative à une contracture douloureuse de l'urèthre, traitée par la dilatation forcée avec le chloroforme. Je ne rapporterai de ce cas que les circonstances afférentes à l'opération.

.... M. le docteur de Montferrat donne le chloroforme. Je fais avec un dilatateur à trois branches une dilatation forcée de l'urèthre jusqu'à plus de 0,025 de diamètre. Il s'écoule une assez grande quantité d'urine et j'introduis le doigt jusque dans la vessie, explorant attentivement l'urèthre ; je ne trouve rien. Avec un doigt dans le vagin, je presse sur la paroi vaginale antérieure qui est ainsi explorée par le doigt qui est dans l'urèthre et par celui qui est dans le vagin. Je constate la parfaite homogénéité des parois de l'urèthre. J'injecte de l'eau tiède dans la vessie, que j'explore avec le doigt et une sonde ; je ne trouve rien. Puis nous laissons la malade, lui conseillant de boire de l'eau de lin préparée à froid, et de garder le repos.

Dès la première miction la malade constate un changement dans la douleur qu'elle éprouve. C'est une cuisson semblable à celle donnée par une plaie subitement irritée ; mais ce n'est plus cette violente douleur d'épreinte qui arrachait des cris à la malade pendant tout le temps de la miction, et même après, car maintenan', dès que l'urine cesse de passer par l'urèthre, la nouvelle douleur cesse.

Trois jours après cette dilatation forcée, notre malade urinait sans douleurs et, depuis, il n'y a pas eu le moindre trouble dans cette fonction.

. A quelques jours de là, j'examine à nouveau l'urèthre. Je trouve les caroncules du méat peut-être un peu plus rouges qu'à l'état normal, et un aspect un peu variqueux de l'intérieur du méat. Rien en somme de notable. Le cathétérisme ne provoque ni sang, ni douleur.

Il n'y a pas eu d'incontinence consécutive.

Bien que ce fait ne soit pas relatif à un cas de calcul chez la femme, il n'en a pas moins une grande valeur au point de vue de l'opération, puisque la dilatation a été portée, comme dans les six faits précédents, jusqu'à 2 centimètres et demi sans déterminer d'accidents, et en particulier d'incontinence.

D. Obs. VIII. D. — On trouve dans *The Lancet*, 1ᵉʳ août 1874, le cas suivant : *Calcul enfermé dans une poche de la vessie par* Henri Thompson. — Une dame âgée de 52 ans fut cathétérisée pour la première fois en juin dernier, et l'on découvrit dans sa vessie la présence d'un calcul dont on put, grâce au chloroforme, préciser le siége et la nature. Ce ne fut toutefois qu'après avoir introduit le lithrotriteur (6 juillet) que Thompson s'aperçut que ce calcul était fixé d'une façon toute particulière. Il retira l'instrument et introduisit lentement son index dans le canal de l'urèthre de la femme. Dans certains cas, on le sait, le doigt est un excellent dilatateur de l'urèthre de la femme. C'est par ce moyen qu'il fut possible de constater que le calcul n'était libre dans la vessie que sur un tiers de la surface, les deux autres tiers étant renfermés dans une poche. Un doigt introduit dans le vagin suivait son contour et précisait son siége. M. Thompson entreprit alors d'énucléer en quelque sorte la pierre avec son ongle; il put ainsi l'amener dans la cavité de la vessie, où il alla la chercher facilement après une petite incision de l'urèthre du côté gauche.

Pendant une semaine après l'opération, la malade eut un léger suintement de sang avec augmentation des douleurs habituelles dans la miction. L'un et l'autre disparurent rapidement (25 juillet). Il n'y a pas d'incontinence. La vessie peut contenir l'urine pendant trois ou quatre heures.

Il est regrettable que les dimensions du calcul n'aient pas été signalées, et qu'on n'ait pas non plus précisé le degré de dilatation auquel on a porté l'urèthre. Quoi qu'il en soit, il est légitime de supposer qu'elle n'a guère été inférieure à 0^m,024.

D. Obs. IX. — *Progrès médical* (10 juillet 1873). Le 23 juin dernier, une femme nommée V. Julie se présente à la consultation de M. Frémy, se plaignant de violentes douleurs de ventre. Admise dans la salle, elle fut examinée par l'interne de garde, qui, ayant pratiqué le toucher vaginal, remarqua que le canal de l'urèthre, anormalement dilaté, permettait l'introduction du doigt dans la vessie où l'on sentait un corps dur volumineux, qui évidemment était la cause des douleurs ressenties par la malade. Celle-ci raconta que, urinant difficilement, elle s'était introduit dans l'urèthre une bougie de cire blanche qu'elle avait laissée choir par mégarde dans la vessie. On la fit passer dans le service de M. Cusco, qui dut procéder à l'extraction de ce corps étranger. Après plusieurs tentatives facilitées par la largeur du canal qui admettait sans difficulté le doigt et de longues pinces, le chirurgien saisit la bougie par la mèche, parvint à l'engager dans l'urèthre, dans le sens de la longueur et à extraire ce singulier corps étranger, dont l'extrémité, arrondie avec soin au moyen d'un instrument tranchant, s'était incrusté légèrement de sels calcaires pendant un séjour de 5 semaines dans la vessie de la malade. Celle-ci sortait de l'hôpital quelques jours après parfaitement guérie et n'ayant donné de son accident d'autres explications qu'une difficulté d'uriner bien invraisemblable en présence d'un urèthre aussi complaisant. Cette femme est âgée de 52 ans.

On ne précise pas à quel degré on a porté la dilatation, mais les détails de l'observation permettent de supposer qu'elle a atteint la moyenne des cas précédents.

D. Obs. X. — *Fistule vesico-vaginale avec oblitération du vagin à sa partie moyenne. Exploration facile de la lésion par l'urèthre*, Nicaise et Després (*Bulletin de la Société de chirurgie*, 9 et 16 février 1876).

.... L'oblitération du vagin, aidée par des cautérisations pratiquées par M. Galliet, de Reims, était d'abord incomplète. Elle paraît s'être spontanément achevée deux ans après l'accouchement qui avait déterminé la fistule. Depuis lors (2 ans), les règles ont toujours lieu par l'urèthre.

Le toucher rectal, le toucher vaginal, l'examen au spéculum font reconnaître une oblitération de la partie moyenne du vagin. Les deux premiers moyens d'exploration font constater dans la partie supérieure du vagin un corps dur, évidemment un calcul. On dilate l'urèthre avec de la laminaire sans succès, puis avec le dilatateur de M. Dolbeau. On peut alors introduire l'index dans la vessie et l'on arrive sur le calcul qui est *adhérent*. M. Nicaise le fragmente en s'aidant du doigt introduit dans le rectum; il en brise les morceaux avec une pince à pansement qu'il conduit dans la vessie par l'urèthre. Après l'avoir extrait, il constate la disposition du cul-de-sac vésico-vaginal où le calcul est fixé.

La malade sort guérie, en apparence; six mois après, elle rentre à l'hôpital, où M. Nicaise constate l'existence d'un calcul libre et de quelques concrétions qui se détachent aisément. Une maladie intercurrente ayant interrompu le traitement, la malade rentre 8 mois après dans le service de M. Després. — Au premier abord, ce chirurgien éprouve une grande difficulté à saisir le calcul qui échappe aux recherches faites avec un brise-pierres.—L'urèthre est dilaté de nouveau avec l'éponge préparée; on saisit, après plusieurs tentatives infructueuses, le calcul avec des tenettes, mais il se brise et il faut l'entrainer par fragments. L'opération est bien supportée, on la complète par de nouvelles tentatives les jours suivants : la malade sort guérie dix jours après.

On pourrait faire à l'occasion de cette observation les mêmes remarques que pour les précédentes. Mais ce qu'elle présente de particulier, c'est qu'elle nous montre une femme qui a subi deux fois la dilatation sans en éprouver aucun inconvénient.

Voilà certes un contingent d'observations assez imposant qui montre combien la dilatation justifie peu les craintes qu'elle inspirait aux chirurgiens il y a quelques ànnées. Aussi a-t-on vu le professeur Simon, de Heidelberg (mémoire de Wildt) (1), ériger la dilatation en méthode générale d'exploration dans les maladies de la vessie et de l'urèthre ne faisant d'ailleurs, en cela, qu'imiter la conduite de Simonin, de Nancy. Disons tout de suite, pour rassurer les esprits défiants, que cet auteur ne dépasse pas le degré d'ampliation moyen qui est signalé dans les faits que nous avons rapportés.

D'ailleurs, voici comment s'exprime Wildt, son élève, à ce sujet : « Ce mode d'investigation a été employé plus de cinquante fois à la clinique chirurgicale de Heidelberg, sans que jamais il en soit résulté de l'incontinence d'urine, quoique la vessie ait été touchée parfois par une vingtaine de doigts. Presque toujours les patientes furent en état, immédiatement après l'opération, de retenir 500 grammes d'eau qui avait été injectée, sans en perdre une goutte par le canal. Il faut noter que ces explorations ont été faites, non-seulement dans un but de diagnostic et de traitement, mais comme exercice de démonstration, tellement le professeur Simon est convaincu de leur parfaite innocuité. »

A la fin de son mémoire, Wildt publie quatre faits de dilatation. Nous nous bornerons à en donner un résumé succinct.

D. Obs. XI. — En 1869, une femme de 70 ans vient consulter pour une affection de la vessie. On pratique la dilatation pour faire le diagnostic d'abord et appliquer le traitement s'il y a lieu. On trouve un pseudoplasme. Moyennant une pince à panse-

(1) Mémoire de Wildt sur la dilatation, traduit par le professeur Hergott, de Nancy (*Annales de Gynécologie*, 1876).

ment fine, on fit la torsion des parties saillantes et la surface malade fut raclée avec une cuiller tranchante. Après 4 jours la malade peut se lever guérie, 5 ans après, la gérison s'était maintenue.

D. Obs. XII. — Une dame russe de 42 ans vient consulter pour une affection vésicale. Dilatation (4 août 1874). — Pseudoplasme, grattage avec des cuillers tranchantes (hemorrhagies), en deux séances, 8 semaines après, la malade pouvait garder ses urines pendant 5 heures sans avoir besoin d'uriner.

D. Obs. XIII-XIV. — Offrent des exemples à peu près semblables.

Tous ces faits nous montrent qu'on peut impunément donner à l'urèthre un diamètre de 20 à 25 millimètres ; mais faut-il s'arrêter là ? Si ce chiffre constituait la limite de dilatation, il est clair que cette méthode ne serait pas appelée à rendre de bien grands services dans le traitement des calculs un peu volumineux.

M. le Dr Reliquet, ancien interne des hôpitaux, a bien voulu nous communiquer l'observation suivante, qui montre que la dilatation peut être portée, sans accident, bien au delà de la limite dont nous venons de parler.

D. Obs. XX. — Au mois de juillet dernier, je suis appelé par mon confrère, le docteur Niderkorn, près d'une dame de 80 ans, chez qui il venait de constater la pierre. Mme X... porte, depuis de longues années des corps fibreux utérins, mais elle n'a jamais eu de troubles du côté de la vessie, jusqu'au moment où s'étant baissée pour relever une personne tombée, elle fut prise brusquement d'une douleur vive dans le côté droit, au-dessus du pubis. En même temps quelque chose se déplaça dans la vessie. Immédiatement, la malade eut une envie violente d'uriner. Depuis cet accident, qui remonte à plusieurs mois, les envies d'uriner ont été des plus fréquentes. Les douleurs pendant et après la miction ont été constantes, et très-exagérées pendant la marche ou la moindre course en voiture. Depuis quelque temps Mme X... reste couchée, et malgré cela, elle urine toutes les vingt minutes.

La sonde arrive facilement sur la pierre, qui est immédiatement en arrière du col vésical et à gauche. La vessie n'est pas globuleuse, malgré les 120 grammes d'eau tiède qu'elle contient. La face antérieure de l'utérus, très-élargie et saillante, grâce à un énorme corps fibreux, et appliquée contre la paroi postérieure de la vessie, en déforme la cavité qui est aplatie d'arrière en avant.

Nous donnons le chloroforme. La résolution étant complète, je fais au pourtour du méat, trois petites incisions, une en haut et une de chaque côté en bas. Sur une sonde cannelée, j'introduis un dilatateur à trois branches. Et brusquement je dilate tout l'urèthre jusqu'à presque 0^m,03 de décimètre.

Le doigt dans la vessie, je reconnais que la pierre est plate et très-large. Je vérifie la disposition aplatie de la cavité de la vessie. Le doigt, recourbé en bas, arrive juste à toucher le bas-fond ; mais, le dirigeant en haut, il m'est impossible de toucher le sillon du pourtour de la vessie. Je saisis la pierre avec des tenettes ; le diamètre transversal qui se présente à l'urèthre est trop grand, je déplace la pierre dans la tenette, cherchant toujours à présenter son plus petit diamètre à l'urèthre dilaté Je finis par la saisir par son angle saillant, mais l'autre extrémité de la pierre est toujours trop large. Alors, tenant fixe la pierre telle qu'elle est engagée, je fais sur le pourtour du canal de petites mouchetures, qui me permettent d'extraire la pierre ; elle est presque triangulaire, à 43 milimètres de longueur sur 34 millimètres de largeur et 13 millimètres d'épaisseur.

Après avoir examiné le fond de la vessie et son sillon latéral et supérieur avec une tenette fermée et le bouton, et fait des injections d'eau phéniquée au millième et d'eau tiède, je mets dans l'urèthre la sonde en S de Sims. Elle n'est pas supportée. J'essaye une sonde en gomme très-molle que la malade garde 24 heures. Par elle, on fait des injections de lavage à l'eau tiède. La sonde retirée, les mictions sont fréquentes, mais l'urine ne s'écoule pas d'une façon continue. Pour calmer les douleurs en urinant, quatre fois par 24 heures, on fait une injection d'eau tiède. Le 3e jour, M. Niederkorn constate que la vessie retient environ 150 grammes d'eau tiède sans qu'il y ait besoin d'uriner. Le 4e jour, Mme X. se lève, reste quatre heures sans uriner, la miction se fait sans douleur et la vessie se vide complètement à chaque miction.

Ce fait montre que la dilatation peut être portée bien au delà de 25 millimètres sans accident, même chez une personne âgée. Il prouve que les expériences de P. Hybord sur le cadavre peuvent être reproduites sur le vivant dans les mêmes conditions sans déterminer de lésions de l'urèthre. Il est probable que ce beau succès obtenu chez une femme de 80 ans encouragera à imiter la conduite de M. Reliquet. J'ai recherché si je ne trouverais point d'autres faits d'une dilatation de 30 millimètres, mais inutilement. L'auteur de cette observation lui-même croit que c'est peut-être l'exemple le plus favorable à la dilatation. Toutefois, notons bien qu'il ne serait pas scientifique d'affirmer que le succès suivra toujours une opération pratiquée dans des conditions analogues. Il y a néanmoins de belles espérances à concevoir.

Maintenant que nous sommes en possession d'un nombre de faits assez important, cherchons à discuter un peu la valeur de la méthode. Qu'avons nous appris en les lisant ? Nous avons constaté que la dilatation est une opération très-simple. Elle présente l'avantage de ne point faire de plaie dans la plupart des cas, lorsqu'on y met tous les soins nécessaires. Grâce à cette circonstance, on comprend qu'on n'a à redouter ni les hémorrhagies, ni la septicémie, ni la phlébite, ni enfin l'infiltration urineuse ou la péritonite par propagation. Mais un grand grief qu'on a invoqué contre la dilatation, c'est l'incontinence d'urine. Autrefois, peut-être, cet accident survenait plus fréquemment en raison de l'imperfection de la manœuvre, mais nous croyons qu'avec les précautions que nous indiquerons plus loin, il est possible de réduire de plus en plus le nombre de ces cas malheureux. Il est logique, avant de fixer des règles, de rechercher à quelles causes il faut attribuer les accidents de l'incontinence. Est-ce au degré de dilatation, ou bien est-ce, au contraire, à son *modus faciendi?*

Nous sommes porté à croire, pour notre part, que ce sont les défauts de ce dernier qui ont occasionné la plupart des insuccès. Puisqu'il en est ainsi, où donc faut-il aller chercher les indications auxquelles doit obéir le manuel opératoire de la dilatation? Nous avons dit plus haut que l'issue spontanée des calculs avait donné à Tolet l'idée de les extraire par la voie urètrhale, mais, en cela, il n'avait imité la nature que fort infidèlement. Il emprunta à la nature le fait brutal de la dilatation, mais n'ayant point étudié le mécanisme suivant lequel elle se faisait, il ne put chercher à réaliser ce mécanisme. Voilà, pensons-nous, le point de départ des perfectionnements récents du procédé. On trouve dans la science de nombreux exemples qui montrent combien l'observation de la nature peut rendre de services à ce qu'on peut appeler les arts d'application. Pour ce qui concerne le médecin, l'obstétrique est l'une des branches qui doivent leurs plus beaux succès à la connaissance des phénomènes naturels. Qu'est-ce, en effet, qu'une application de forceps, si ce n'est la reproduction mathématique des différentes phases de l'accouchement spontané? Eh bien! la méthode de l'accoucheur, ne pourrions-nous pas l'appliquer à l'étude de l'issue spontanée des calculs, et ce dernier phénomène étant connu, ne serait-il pas possible de l'imiter? C'est notre conviction. Mais, dira-t-on, vous ne pouvez trouver les règles de la dilatation dans l'étude de l'évacuation naturelle des calculs, puisque, même dans ces cas, on rencontre quelquefois de l'incontinence. J'avoue que l'objection peut paraître embarrassante;

mais un examen attentif des faits permet de reconnaître qu'elle n'est point fondée, et qu'au contraire, elle ne fait que confirmer notre manière de voir.

En expliquant le mécanisme de ces accidents, noûs nous rendrons compte, du même coup, des raisons pour lesquelles ils ne surviennent pas toujours, et de celles pour lesquelles ils surviennent fréquemment dans les faits de dilatation chirurgicale.

Oui, il est vrai que l'incontinence d'urine peut survenir à la suite de l'évacuation spontanée d'un calcul, et je puis même en citer un exemple tiré des observations de M. Hybord.

Jeanne P., âgée de 20 ans, domestique, entra le 25 novembre 1860 à l'Hôtel-Dieu d'Angers. Il y a un an environ, on s'aperçoit qu'elle rendait, en urinant, de petits graviers dont le passage produisait une sensation de cuisson. Vers le mois de juin, elle rendit deux calculs assez volumineux, dont l'expulsion lui causa des douleurs atroces. L'un pesait 4ᵍʳ,50 et l'autre 2ᵍʳ,80. A partir de ce moment, elle ne put retenir ses urines, elle n'a jamais rendu de sang.

Au premier abord, de pareils faits semblent mettre en déroute tous ceux qui croient à l'adage *ars imitatio naturæ*. Examinons donc de près les choses. Que se passe-t-il dans ces cas d'évacuation spontanée d'une pierre un peu volumineuse? Le voici : dès que ce corps étranger s'est engagé dans le col de la vessie, il fait fonction d'obturateur et empêche l'écoulement de l'urine qui ne tarde pas à remplir le réservoir urinaire. D'autre part, l'irritation qu'il détermine sur la muqueuse urèthrale sollicite dans les parois du canal des contractions énergiques qui auront pour but l'expulsion. Voilà donc deux causes, besoin d'uriner tenant à la réplétion de la vessie et spasmes de l'urèthre qui interviennent en même temps pour provoquer chez la malade des efforts désespérés dans le but de rétablir la perméabilité du canal. On comprend alors que si le segment précalculeux de l'uréthre ne se dilate pas assez rapidement, en raison des spasmes dont il est le siége, il finira par se déchirer. De son côté, la partie qui est en contact avec la pierre, subit de la part de cette dernière, pour peu qu'elle soit grosse et inégale, des contusions plus ou moins profondes. Nous ne pouvons mieux comparer ce qui se passe dans ces cas qu'au phénomène de l'accouchement naturel chez les primipares, par exemple. On sait, en effet, que lorsque la tête est arrivée sur le plancher du bassin, elle éprouve, de la part de celui-ci, une résistance considérable. Si la parturiante obéit à l'invincible besoin de pousser, la partie fœtale, éprouvant du fait de la matrice et des parois abdominales une pression énorme, déchirera le périnée, incapable de faire équilibre à une pareille force. L'accoucheur, connaissant cet inconvénient, a bientôt su trouver le moyen d'y remédier. Que fait-il, en effet, en semblable occurrence ? Il modère l'action de la matrice sur le plancher du bassin en contenant la tête et en engageant la femme à tempérer ses efforts. C'est là, pour le chirurgien, un bel exemple à imiter. Que faisait-il, il y a quelque temps, lorsqu'il retirait un calcul par la voie uréthrale ? Il se mettait absolument dans les mêmes conditions que celles que nous venons de signaler. L'introduction du dilatateur provoquait de la douleur ; celle-ci entraînait un spasme, et, comme on voulait passer quand même, il est probable que l'on déterminait des lésions de la muqueuse et des ruptures de la tunique musculaire. Ces ruptures se faisaient

Rogie. 3

d'autant plus facilement que le conduit se trouvait dans un état tétanique. C'est un état analogne, nous le savons, qui provoque la rupture de l'utérus lorsqu'on est appelé à faire la version, après qu'une sage-femme a commis la faute d'administrer l'ergot de seigle pour réveiller des contractions languissantes.

Maintenant que nous savons ce qu'il faut éviter, recherchons les précautions qu'il est nécessaire de prendre.

La grande indication à remplir, avons-nous dit, lorsqu'il s'agit de faire la dilatation, c'est de se conformer aux procédés qu'emploie la nature lorsqu'elle veut expulser un corps plus gros par un canal d'un calibre plus petit. Quand la tête fœtale doit passer par le vagin et la vulve, ce conduit, cet orifice se dilatent. Et comment se dilatent-ils? Sous l'influence des contractions de la matrice. Or, ces contractions sont lentes, intermittentes, graduellement croissantes et rapprochées. Dans les cas d'évacuation heureuse des calculs, comment se fait la dilatation? Absolument de même. Ne pourrions-nous pas élargir l'urèthre en suivant une marche analogue? Nous en avons la ferme conviction.

Dès lors, les indications de la manœuvre opératoire peuvent se résumer en ces termes : Dilater lentement et d'une façon intermittente ; éviter les spasmes de l'urèthre qui peuvent être l'occasion de déchirures.

Voici, selon nous, comment il faudra se comporter :

Il faudra administrer le chloroforme ainsi que l'ont conseillé Reliquet, Simonin et Simon de Heidelberg. Maintenant, pour imprimer à la dilatation chirurgicale les caractères des dilatations naturelles, on se servira d'un dilatateur gradué qu'on ouvrira progressivement en faisant une pause à chaque fois que l'échelle marque un degré de plus. Ces pauses permettront aux fibres musculaires de l'urèthre de prêter, comme on dit, et de s'adapter plus facilement à leurs nouvelles conditions physiques.

Nous ne nous dissimulons pas qu'on pourra adresser à tous nos raisonnements le reproche d'être un peu fantaisistes. J'avoue qu'ils ne sont point fondés sur des preuves directes, mais j'aime à croire qu'on ne leur contestera pas le mérite de la vraisemblance en raison des analogies que j'ai invoquées. Toutefois, qu'on me permette d'exprimer un desideratum. M. Hybord a fait des expériences sur le degré de dilatation qu'on peut donner au canal de l'urèthre sans y déterminer des lésions appréciables. Je souhaite vivement qu'un micrographe étudie les différentes modifications histologiques qui se manifestent à chacun des degrés de l'expansion dans la paroi uréthrale. Il y aurait lieu d'étudier encore si ces modifications varient et dans quel sens, suivant la marche que l'on a suivie pour pratiquer la dilatation. Ces connaissances pourraient rendre d'utiles services pour le perfectionnement de ce procédé.

Je disais tout à l'heure que ma théorie de la dilatation n'a pas de preuves directes à son appui. Je me trompais. Il me serait presque permis de dire qu'elle a en sa faveur la plupart des faits que j'ai rapportés à quelques circonstances opératoires près. Quoi qu'il en soit, ceux de Simon de Heidelberg en constituent la vérification pour ainsi dire complète. Cet auteur, il est vrai, n'a pas aventuré d'explication, mais son sens chirurgical lui a fait trouver un *modus faciendi* qui répond parfaitement aux données du raisonnement. Quoique le moyen que nous avons indiqué nous paraisse plus simple, il ne sera pas inutile de rappeler comment il procède. Je laisse la parole à son élève Wildt :

« 1° On place la malade comme pour l'examen au spéculum ;

« 2° On l'anesthésie avec le chloroforme ;

« 3° On procède ensuite à l'élargissement du canal en faisant dans le bord de l'orifice du canal (méat) des incisions et en employant des spéculums spéciaux qui sont confectionnés en caoutchouc durci et munis d'un obturateur intérieur.

« La longueur du tuyau est $0^m,06$ 1/2.

« La longueur de l'obturateur est $0^m,08$ 1/2.

« On en a de sept numéros différents :

N° 1 a un diamètre de		9	millimètres.
N° 2	—	11	»
N° 3	—	13	»
N° 4	—	15	»
N° 5	—	17	»
N° 6	—	19	»
N° 7	—	$0^m,02$	centimètres.

« Le n° 1, qui correspond au cathéter n° 27 de la filière de Charrière, est bien huilé et muni de son obturateur qui facilite beaucoup son introduction ; il est introduit dans le canal par de légers mouvements de rotation, sans faire d'efforts et poussé jusqu'à sa partie inférieure ; on le retire ensuite et l'on introduit dans le canal par de légers mouvements de rotation, sans faire d'efforts et poussé jusqu'à sa partie inférieure ; on le retire ensuite et l'on introduit le numéro supérieur et aussi jusqu'au n° 7.

« Ordinairement, le bord de la muqueuse de l'orifice

du canal est tellement tendu que l'introduction de l'instrument en est rendue très-difficile, et que l'emploi d'un spéculum plus épais est impossible. Il faut, en général, fendre ce bord tendu en faisant en haut et en bas, à droite et à gauche, de petites incisions d'un quart à un demi-centimètre de profondeur. Ces incisions n'entraînent pas le moindre inconvénient et rendent possible, de la manière la plus surprenante, l'introduction des spéculums les plus gros et du doigt.

« Ces incisions ont pour effet de fendre la muqueuse de l'orifice qui est dure et inextensible; elles atteignent à peine quelques fibres musculaires, et n'ont aucune influence sur la continence de l'urine; mais elles évitent les tractions et les déchirures violentes du canal qui se produiront presque toujours si elles ne sont point pratiquées.

« ..... Quand on a, par l'introduction du spéculum n° 7, élargi le canal jusqu'au diamètre 0,02, il est facile d'introduire l'index, même s'il est gros, et de toucher la plus grande partie de la muqueuse vésicale qui, naturellement s'est contractée après l'écoulement de l'urine. »

On le voit, le procédé de Simon remplit bien les conditions réclamées par la théorie. Aussi de nombreux succès en sont-ils résultés. Sans doute, on peut expliquer l'innocuité de la méthode entre les mains de ce chirurgien par la faible limite qu'il donne à la dilatation. En effet, il ne dépasse guère $0^m,02$. Mais, il faut bien le dire, les faits de Simonin, de Reliquet et autres montrent amplement qu'on peut dépasser de beaucoup ce chiffre, sans déterminer de l'incontinence.

Si donc, depuis quelques années, la méthode que nous étudions en ce moment a fait de sérieux progrès, il faut

en reporter tout l'honneur à MM. Hybord, Reliquet, Simonin de Nancy et Simon de Heidelberg. Nous sommes
heureux de constater que l'initiative du mouvement est
encore, cette fois comme bien d'autres, partie de la
France. L'auteur allemand n'a fait qu'y ajouter un léger
perfectionnement, nous voulons dire la graduation de la
dilatation qu'il pratique avec des spéculums augmentant
progressivement de calibre. Nous rappelons que nous
préférons à ces spéculums un dilatateur gradué, ce qui
simplifierait beaucoup la manœuvre. Autre réflexion : à
lire le mémoire de Wildt, le professeur Simon semblerait avoir à lui seul ajouté toutes les améliorations dont
nous avons parlé. Nulle part, en effet, il ne cite Reliquet,
Hybord ou Simonin. C'est là un usage familier aux Alle-
mands, qui lisent beaucoup les travaux français, en tirent
leur profit, et se gardent de les citer.

Mais tout est pour le mieux dans le meilleur des
mondes, va-t-on nous dire. Vous parlez des succès, c'est
très-bien ! Mais n'avez-vous donc rien trouvé qui puisse
faire baisser la dilatation dans notre estime? J'ai pu, en
effet, réunir deux cas qui, au premier abord, semblent
condamner la méthode; mais en examinant les choses
de plus près, nous verrons qu'il n'en est rien. Voici ces
faits.

D. Obs. XVI. *Labbé.* — Société de chirurgie, 9 février 1876.

Il y a dix-huit mois, entra à la Pitié une femme qui s'était introduit une aiguille dans le canal de l'urèthre. — Dilatation du canal
après chloroformisation. — Extraction de l'etui qui a 0,08 de longueur et est incrusté de calcaire ; accidents de résorption purulente.
— Mort.

Assurément, ce cas peut offrir un argument contre la dilatation; mais nous n'accepterons cet argument que quand on nous aura démontré qu'on a pris toutes les précautions sur lesquelles nous avons insisté. Des faits que nous avons cités, et en assez grand nombre; des expériences de M. Hybord ne ressort-il pas, en effet, très-clairement qu'il est impossible, à moins de circonstances tout à fait particulières, de déterminer des déchirures, si l'on procède lentement et graduellement, tout en se tenant dans des limites qui ne dépassent pas $0^m,035$? C'est ce qu'on a négligé de dire. On n'a point dit non plus quel était le diamètre du corps étranger revêtu de sa couche calcaire, et si ce diamètre autorisait à penser qu'il avait contondu la paroi uréthrale pendant l'extraction. Enfin est-ce de la dilatation ou bien des manœuvres pratiquées pour la recherche et la saisie du corps étranger qu'est résultée la plaie qui a constitué le point de départ de la résorption purulente? C'est ce qu'on ne peut savoir. Une plaie de taille, dans ce cas, était-elle plus à l'abri de cette terrible complication?

Voyons maintenant notre seconde observation.

D. Obs. XVII. — M. Guyon (Société de chirurgie, 6 juin 1877).

Dans le cas où j'ai fait une dilatation, la malade, qui avait eu déjà des pelvi-péritonites graves, eut une nouvelle poussée de péritonite et succomba.

Ce fait peut-il être invoqué contre la dilatation? Nous ne le pensons pas. En effet, il faudrait prouver qu'il existe un procédé où cet accident ne serait point survenu. Ce n'est assurément pas la lithotritie qui expose à la péritonite plus que toute autre méthode, ainsi que nous le verrons. Est-ce la taille uréthrale ou vaginale? Personne n'oserait le dire.

Bref, après tout ce que nous avons vu, nous croyons pouvoir conclure que, grâce aux travaux récents, les accidents autrefois si amèrement reprochés à la dilatation ont presque entièrement disparu lorsqu'on a observé les règles posées par Hybord, Simonin. Reliquet et Simon.

Il ne sera peut-être pas superflu de citer les opinions de quelques chirurgiens sur la dilatation.

« Grâce à la dilatation, dit Wildt, la taille chez la femme ne sera plus, à l'avenir, que très-rarement pratiquée. Elle ne sera indiquée que quand la vessie sera devenue tellement irritable que toute manipulation avec les instruments dans sa cavité sera contre-indiquée, ou bien quand les calculs auront acquis un volume extraordinaire. »

D'autre part, je lis dans la *Revue de thérapeutique médico-chirurgicale*, 1874, p. 425 : « M. Péan met à profit la dilatation pour pratiquer par le canal l'extraction de la pierre chez la femme. C'est principalement à la dilatation brusque faite avec un instrument composé de deux moitiés de cylindre pris avec le petit doigt qu'il a recours en pareille circonstance. Il ne nous a pas paru redouter cet inconvénient sérieux : l'incontinence d'urine, que M. Dolbeau (*Traité de la pierre*, 1866) invoque énergiquement contre l'usage de cette méthode. »

De son côté, M. Nicaise (Société de chirurgie, 9 février 1876) rapporte qu'en pratiquant la dilatation lentement, on évite les accidents. Sur 10 à 12 dilatations, M. Nicaise n'a eu aucun accident.

M. Duplay (même seance) affirme qu'on peut dilater l'urèthre de la femme de manière à extraire de la vessie de gros calculs. Il cite un cas où M. Voillemier a enlevé ainsi une pierre du volume d'une noix.

Mais il faut se borner. En voilà assez, pensons-nous, pour montrer que la dilatation tend à conquérir les sympathies des chirurgiens. Puisse-t-elle justifier les espérances qu'elle fait concevoir !

Puisque, ainsi que nous venons de le voir, la dilatation n'est point une si mauvaise opération qu'on l'avait cru jusqu'ici, il serait intéressant de savoir quelles en sont les indications, dans quels cas il faut la pratiquer, dans quelles circonstances, au contraire, il faut la rejeter.

Et d'abord, l'état général peut-il fournir des raisons de l'admettre ou de la repousser? Nous ne le pensons pas. En principe, tout calcul bien constaté commande l'extraction ; toutefois, il faut bien ajouter que si la malade est arrivée aux phases ultimes de la maladie, ou qu'elle soit atteinte d'une affection intercurrente grave, il n'y aurait aucune chance de succès en tentant une opération quelconque.

Pouvons-nous chercher dans l'âge de la patiente des arguments pour ou contre la dilatation ? On a dit que cette méthode avait beaucoup plus de chances de déterminer l'incontinence d'urine chez les personnes âgées. C'est possible. Mais notre observation (D. Obs. XV de M. Reliquet) nous apprend que cette manière de voir n'est peut-être pas suffisamment justifiée. Ce n'est pas d'ailleurs l'unique exemple. M. Hybord en cite un ou deux semblables dans son travail.

Au contraire, le jeune âge semblerait plutôt contre-indiquer la dilatation, mais pour un motif différent. En effet, chez les jeunes filles, le canal présente un diamètre beaucoup inférieur à celui des adultes ; de plus, l'arcade pubienne, considérée dans son ensemble, est beaucoup moins ouverte, ou pour être plus clair, les branches ischio-pubiennes, en marchant à la rencontre l'une de l'autre pour former la symphyse des pubis, limitent un angle très-aigu. Or, il est évident que cette circonstance empêchera le canal de prendre une expansion assez grande pour laisser passer un calcul volumineux.

Quant à l'état local, nous ne pensons pas qu'une cystite, des urines purulentes, ammoniacales, puissent contre-indiquer l'opération, grâce à la rapidité avec laquelle peuvent se faire les manœuvres.

On a dit que quand parmi les symptômes accusés par la malade, il existe une incontinence de l'urine, le chirurgien doit, dans la majorité des cas, accorder la préférence à toute autre méthode, car le fait de cette incontinence annonce qu'il existe déjà, du côté du col vésical et de son sphincter, une lésion qui ne permet plus le jeu des muscles. Or, la dilatation viendrait ajouter à cet inconvénient, lequel, selon toutes probabilités, persisterait à la suite de l'opération et deviendrait une infirmité incurable (Hybord). Cette opinion nous paraît parfaitement rationnelle, mais elle n'est point absolue. N'avons-nous pas vu, en effet, Simonin de Nancy (D. Obs. III) citer un cas où l'incontinence fut guérie par la dilatation. En outre, comme contre-épreuve. nous pouvons apporter notre propre observation (T.U., Obs. VII) dans laquelle la malade, qui avait une incontinence d'urine avant de subir la taille uréthrale, conserva néanmoins cette infirmité malgré la méthode employée.

Mais la véritable contre-indication à la dilatation se tire du volume du calcul. Toutes les fois que l'on aura affaire à un calcul dont le diamètre dépassera 3 centimètres, on devra renoncer à ce procédé. Cependant, nous croyons pouvoir faire une exception pour les pierres de forme aplatie dont notre observation (XV D. Reliquet) nous offre un remarquable exemple. Dans ces cas, en effet, nous pensons qu'une pierre aplatie, mesurant $0^m.035$ de largeur avec une épaisseur de $0^m.007$ à $0^m.008$, pourra très-bien passer. Au contraire, l'issue d'un calcul sphérique, offrant un semblable diamètre, paraît à peu près impossible sans lésions sérieuses ; cela se comprend si l'on remarque que cette seconde forme offre une surface de développement beaucoup plus grande que la première ; elle exigera donc, de la part du conduit, une expansion plus grande. Or, nous croyons qu'on ne doit pas dépasser, sous peine de s'exposer à des accidents, la limite de dilatation nécessaire à la sortie d'un calcul plat de $0^m.035$ de largeur.

Le nombre des calculs quel qu'il soit, pourvu qu'on les trouve petits, permet parfaitement aussi l'usage de cette méthode. L'observation de Thompson (D. Obs. VIII), celle de Nicaise et Després (D. Obs. X), nous montrent aussi qu'on peut employer la dilatation dans certains cas de calculs enchatonnés, s'ils ne sont pas trop gros. Théoriquement, cela est très-admissible. Lorsqu'on dilate l'urèthre, le vessie se vide ; ses parois se rapprochent du centre de la cavité et le doigt explorateur peut en parcourir à peu près toute la surface, découvrir le calcul et le détacher. Une fois cette manœuvre faite, on se retrouve dans les conditions ordinaires.

Avant de terminer ce chapitre, on peut se demander si des calculs présentant $0^m.04$ de diamètre ne pourraient pas être extraits par la dilatation combinée à la lithotritie. Voici comment nous comprenons la chose : en donnant à l'urèthre un calibre de 0ᵐ.025 à 0ᵐ.03, on crée, ce nous semble, une voie assez large pour y faire passer des instruments très-puissants, des sortes de céphala-tribes capables de broyer des pierres même très-dures. L'observation de MM. Nicaise et Desprès nous révèle cette idée, quoiqu'ils ne l'aient point réalisée comme nous le proposons. Nous laissons à l'avenir le soin de résoudre cette question.

LITHOTRITIE.

Le manuel opératoire de cette méthode étant le même que chez l'homme, nous ne croyons pas devoir le décrire ici.

Critique. — La lithotritie, comme la dilatation, est une méthode qui, au premier abord, paraît des plus ration-nelles et des plus faciles à exécuter. Ne semble-t-il pas, en effet, que la disposition anatomique de l'urèthre, sa rectitude, sa brièveté, son expansibilité commandent en quelque sorte d'engager par cette voie un instrument capable de briser la pierre? Un examen attentif ne con-firme pas ces prévisions.

Si nous étudions successivement chacun des temps de l'opération, nous nous convaincrons bientôt des nom-breux inconvénients qu'elle présente.

Voyons donc, pour commencer, le premier temps. C'est le temps d'injection. D'après Thompson, l'injection faci-lite la manœuvre de l'instrument, en effaçant les plis de la vessie qui pourraient venir s'interposer entre les bran-ches du lithotriteur ; en augmentant la capacité de la vessie, elle donne du champ pour la manœuvre. Enfin, l'eau isole la paroi du réservoir urinaire et la protége contre les éclats de pierre qui, échappant aux mors de l'instrument, pourraient venir contondre la muqueuse. Il est évident que ces indications ne pourront être remplies qu'autant que l'eau injectée restera emprisonnée dans la vessie. Or deux conditions interviennent la plupart du temps pour en favoriser le rejet. La première est l'irritabilité vésicale, la seconde est la dilatation du col au moment de l'introduction du brise-pierre. Lorsqu'un calcul séjourne depuis un certain temps dans la vessie, il y détermine constamment un degré plus ou moins considérable de cystite. Or, nous savons que, dans cette affection, il existe des mictions très-fréquentes dont la cause est due à l'intolérance de l'organe. Que se passe-t-il, d'un autre côté, quand on injecte de l'eau ? Absolument le même phénomène, mais porté à un plus haut degré en raison de la masse plus considérable de liquide qui arrive à la fois combler le réservoir urinaire. A peine la paroi vésicale a-t-elle subi le contact de l'eau qu'elle réagit, se contracte et l'expulse entièrement. On a donc complétement échoué dans le but que l'on voulait atteindre. Mais supposons que cette difficulté ait été vaincue, il s'agit dès lors d'introduire le lithotriteur. Ici encore, on peut être gêné par un spasme de l'urèthre, mais généralement on s'en rend maître par un traitement approprié. — L'instrument est dans la vessie, il s'agit de saisir le calcul. Chez la femme moins que chez l'homme, on est exposé à rencontrer de sérieuses difficultés. En effet, chez elle, on peut s'aider de l'index de la main gauche qui fixe le calcul à travers la paroi vaginale et arriver ainsi plus sûrement à le prendre entre les branches du brise-pierre. Quoi qu'il en soit, les choses ne se passent pas toujours aussi heureusement : il arrive parfois qu'on ne peut saisir la pierre. En voici un exemple remarquable emprunté à la thèse d'Hybord (obs. VII).

L. Obs. I. — Pauline G., âgée de 19 ans, entre le 22 mars 1866 à Necker. Calcul long formé autour d'une épingle à cheveux. Dans une première séance, il échappe au lithrotriteur. Douleurs vives. Deuxième séance : Douleurs assez intenses dans les membres inférieurs, les genoux ; le ventre devient douloureux, ballonné, peau chaude, fièvre intense, 120-125 pulsations. Enfin elle offre tous les symptômes d'une péritonite (vomissements, douleurs de ventre qui reste ballonné); face grippée. On renonce à la lithotritie. Quelques jours après on pratique la taille vésico-vaginale. Mort.

On voit par ce fait à quelles graves conséquences peuvent conduire les manœuvres assidues pratiquées pour saisir un calcul qui se dérobe à l'instrument. Il existe beaucoup d'autres observations analogues. Qu'il nous suffise de rapporter celle-là.

D'autres circonstances viennent encore compliquer ce temps. En effet, si le calcul est situé profondément, s'il est enchatonné, par exemple, au niveau d'un point où l'un des uretères pénètre dans la vessie, on comprend que, quoi qu'on fasse, il sera impossible de le saisir sans pincer en même temps la paroi vésicale qui l'entoure. Si l'on s'obstine dans cette manœuvre, on déterminera des lésions graves et probablement des accidents péritonéaux consécutifs. Il est donc très-important d'avoir bien établi son diagnostic pour ne pas s'exposer à de regrettables mécomptes.

Mais ce n'est pas tout : il peut se présenter des cas où la pierre est impossible à atteindre, bien qu'elle ne soit point incrustée dans la paroi du réservoir urinaire. Fabrice de Hilden signale ce fait, qui fut pour lui l'occasion d'inventer la taille vaginale. Beaucoup d'auteurs l'ont mentionné, et M. Hybord en cite un exemple observé par le professeur Guyon : je veux parler des calculs qui se trouvent contenus dans une cystocèle vaginale. Dans ces cas, l'orifice qui fait communiquer la vessie proprement dite avec son diverticulum hernié est représenté par une simple fente qu'on ne peut sans inconvénient tenter de traverser avec le lithoclaste. D'autre part, la manœuvre du broiement serait à peu près impraticable dans ces conditions.

Autre difficulté : on sait, nous l'avons dit déjà plusieurs fois, que les calculs chez la femme ont souvent pour point de départ un corps étranger. Or, il peut arriver que le noyau du calcul oblige à renoncer à la pratique du broiement, qui ne peut s'achever.

L'échec de la lithotritie peut encore tenir à la dureté du calcul. En voici un exemple rapporté par M. Paulet dans son *Traité d'anatomie chirurgicale :*

L. Obs. II. — Il s'agit dans ce cas d'un calcul de 23 millimètres de diamètre qu'on aurait pu certainement faire passer par l'urèthre d'une femme adulte, mais beaucoup trop gros pour traverser le canal d'une enfant de douze ans de très-petite de taille. J'essayai la lithotritie, mais la pierre était tellement dure qu'après deux séances infructueuses où nous avons fait usage des instruments les plus solides, il fallut y renoncer.

Mais les inconvénients les plus sérieux et les plus fréquents sont ceux qui relèvent de la sensibilité exagérée de la vessie. Nous en avons parlé à l'occasion du temps d'injection ; nous n'avons rien à y ajouter.

Il nous reste enfin à envisager la manœuvre elle-même. Tout le monde connaît le fameux adage chirurgical : *Citò, tutò et jucundè*. On nous accordera que, par le temps qui court, nous sommes peu sensibles aux grâces chirurgicales ; mais nous ne partageons pas la même indifférence quand il s'agit des deux autres conditions. La rapidité dans la lithotritie est non--seulement un avantage, mais une nécessité, car la vessie de la femme, plus encore que celle de l'homme, est un organe excessivement irritable, surtout lorsqu'elle contient depuis quelque temps un calcul dur et volumineux présentant en outre une surface hérissée de saillies plus ou moins irrégulières. On comprend que si, en pareille circonstance, le chirurgien vient à la tourmenter plus que de droit par des manœuvres plus ou moins bien dirigées, il aura de grandes chances de déterminer des accidents dont il aura à se repentir. Enfin, la sécurité est ce qu'il faut rechercher avant tout, et l'on arrive à l'obtenir par l'injection. Nous avons plus haut exposé les avantages de cette précaution, ainsi que les accidents qui peuvent survenir lorsqu'on la néglige ; aussi n'avons-nous pas à y insister davantage.

Nous rappellerons, pour terminer la critique de cette méthode, que l'un des reproches les plus sérieux qu'on puisse lui adresser, c'est sa longueur, les séances multipliées et toujours pénibles, sinon dangereuses, qu'elles exige à peu près constamment. Bref, nous croyons qu'elle est au-dessous des espérances qu'elle avait données.

Voyons maintenant si les faits donnent raison à cette appréciation.

La statistique semble devoir nous fournir les éléments nécessaires pour la solution de cette question.

En 1861, Civiale opère sur 120 calculeux dont 5 femmes. Ces 5 femmes fournissent 5 succès.

En 1863, il lithotritie encore 7 femmes, et il obtient 7 succès.

D'un autre côté, P. Hybord a rassemblé 10 cas et appartenant à des chirurgiens différents. Sur ces 10 cas, il note 10 succès; deux fois seulement l'opération a été suivie d'accidents inflammatoires. Assurément, si l'on s'en rapporte à ces chiffres, la méthode paraît presque parfaite. Ces résultats me paraissant trop beaux pour y ajouter une pleine confiance, j'ai voulu étudier attentivement quelques faits. Qu'on me permette de signaler ce qui résulte de ma petite enquête. Elle n'a porté que sur les quelques cas relatés par **M. Hybord**. Or, j'ai remarqué que deux observations sont inscrites sous le titre *Taille* (obs. V et obs. VII), et je suis convaincu qu'elles ne figurent pas dans sa statistique de 10 cas de lithotritie, bien que cette méthode ait été primitivement employée avec le plus grand insuccès dans l'un et l'autre de ces cas. Nous avons cité le premier plus haut (L. Obs. I). -Voici l'autre.

L. Obs. III. — Célestine C., âgée de 20 ans. On diagnostique un calcul. L'exploration semble tellement douloureuse qu'on ne la pousse pas loin ; le calcul toutefois ne paraît pas très-volumineux, car par le toucher vaginal, quelquefois on ne le sent pas.

Le 9 février 1867, M. Laugier fit une tentative de lithotritie; mais le calcul est tellement *dur* qu'il ne peut être broyé ; toutefois cet essai fait connnaître que la pierre a au moins 30 millimètres par l'un de ses diamètres. Quelques accidents font craindre une péritonite. On pratique la taille uréthrale. Quelques accidents locaux et généraux suivent l'opération (vomissements, sensibilité de ventre, fièvre). Mais la malade, qui avait gardé une incontinence d'urine pendant les premiers jours après l'opération, sort guérie le 24 mars.

Rogie.   4

Voilà donc deux faits où l'échec de la lithotritie n'est point douteux. Dans le premier cas, on y renonce parce qu'on ne peut saisir le calcul et qu'on a déterminé des accidents péritonéaux. Dans le deuxième, on a recours à la taille en raison de la dureté de la pierre et des complications imminentes du côté du péritoine.

Est-ce que par hasard on ne doit parler de la lithotritie que dans le cas où elle réussit, ou faut-il ne faire entrer dans une statistique que ceux où elle a été employée comme méthode exclusive? Nous ne le pensons pas, car s'il en est ainsi, où le chirurgien ira-t-il puiser les indications et les contre-indications de ce procédé?

Autre chose, si l'on pratique la taille après un échec de la lithotritie et au milieu de complications amenées par des tentatives infructueuses pour broyer le calcul, comment interprétera-t-on le résultat final de la deuxième opération s'il est funeste, comme dans l'observation que nous résumons dans le n° 1 (L.)? Évidemment les partisans de la taille l'attribueront aux manœuvres antérieures; les défenseurs de la lithotritie, au contraire, incrimineront la taille. On voit donc qu'il est absolument nécessaire, pour apprécier une méthode, de rapporter des faits aussi circonstanciés que possible, sinon on s'égarera d'une façon absolue. Nul doute qu'une opération de taille ne se fasse dans des conditions désavantageuses, quand elle est entreprise après des manipulations répétées du réservoir urinaire. Notre fait L. Obs. I en est un remarquable exemple. Aussi faudra-t-il, quand on cherchera à savoir la valeur de la taille, tenir compte de cette notion. Nous croyons donc que dans toute statistique relative à la lithotritie, il faut signaler non-seulement des faits où elle a été employée isolément, mais aussi ceux où elle a échoué. On doit, bien entendu, spécifier les raisons qui ont fait recourir à une autre méthode. C'est le seul moyen de tirer des enseignements précieux de ce genre de recherches.

Pour notre compte, sur douze cas de lithotritie que nous avons pu réunir, dans une période de cinq années, nous trouvons cinq cas où l'on a dû renoncer à cette méthode pour employer la taille, et cela pour des raisons diverses ; les plus fréquentes sont la dureté de la pierre, l'impossibilité de saisir le calcul, et enfin les complications péritonéales. Parmi les sept autres cas, nous en trouvons un de mort.

Qu'on nous permette de rapporter ces principaux faits en témoignage de ce que nous avançons. Ils nous fourniront, en outre, l'occasion de présenter quelques considérations sur les complications de la lithotritie.

I. Obs. IV. — *Lithotritie chez la femme par Triaire de Tours* (*Gaz. des hôp.*, 1875, 23 septembre). La femme L..., âgée de 48 ans, demeurant à Tours, me fait demander le 5 avril 1875, pour que je lui donne mes soins au sujet d'une affection utérine dont elle souffre, dit-elle, depuis 5 ans. Cette femme notablement amaigrie, d'une anémie prononcée, me raconte qu'elle a été traitée par plusieurs médecins qui lui ont conseillé des injections, l'usage d'un pessaire et diverses préparations médicamenteuses qu'elle ne peut indiquer. Elle accuse une sensation de pesanteur dans le bas-ventre, des douleurs dans les reins, une excessive difficulté de la miction qui ne peut s'accomplir qu'avec de violentes coliques et au prix de postures bizarres. Quoique ces symptômes me portent à soupçonner une autre affection que celle qui est indiquée par la malade, je pratique l'exploration utérine; malgré l'examen le plus complet et le plus minutieux, je ne peux rien découvrir. La matrice est dans la situation normale; il n'y a ni abaissement ni déviation ; pas d'engorgement, aucune altération.

J'annonce à la malade le résultat négatif ; je lui apprends que je crois plutôt pour elle à une affection de la vessie, telle qu'un calcul, et lui propose de m'en assurer en pratiquant immédiatement le cathé-térisme, ce qui est accepté. J'explore aussitôt la vessie avec le seul instrument que j'aie sous la main, la sonde de trousse en argent dont j'obture l'extrémité. A peine est-elle introduite que je sens distincte-ment le calcul. Je lui imprime à diverses reprises plusieurs chocs que la patiente perçoit également. Retirant la sonde aussitôt, j'affirme la présence de la pierre à la malade et à sa famille et pro-pose de la broyer. La première séance de l'opération est acceptée pour le lendemain 6 avril.

Au jour convenu, en présence du docteur Rey, chirurgien hono-raire de l'hôpital Saint-André de Bordeaux, je pratique un premier brisement du calcul. L'instrument le saisit sans peine. Je le broie deux fois de suite et fais conduire la patiente dans son lit.

Dans la journée, la malade urine déjà librement, ce qui ne lui était pas arrivé depuis longtemps, et elle évacue en urinant une assez grande quantité de petits fragments. Elle n'a pas la fièvre et prend quelques potages.

Le 7 avril, nouvelle séance de cinq à six minutes ; deux fragments sont encore saisis et broyés. La journée se passe bien. L'opérée continue à expulser de petits graviers. Pas de fièvre. Appétit.

Le 9 avril, troisième séance. Après une exploration plus longue que les précédentes, je parviens à broyer un fragment fort petit. Après quelques recherches infructueuses pour en trouver d'autres, j'aban-nonnai la malade à elle-même. Journée excellente. La malade urine parfaitement ; elle a rendu une grande quantité de débris calculeux. Elle se lève dans la journée.

Le 11 avril, nouvelle et dernière exploration. On ne trouve plus rien. L'opérée se remet à ses occupations deux jours après. Elle a repris du teint, de la force, de l'embonpoint, n'éprouve plus aucun des accidents dont elle a été victime pendant des années, et depuis son opération jusqu'à ce jour, sa guérison ne s'est jamais démentie.

L. Obs. V. — *Calcul de cholestérine dans la vessie d'une femme* Güterbock (*Archiv. fur. Path. und Phys.*, t. LXVI, p. 126). Mme S... vint me consulter en avril 1871. Elle avait alors 56 ans et jouissait d'une bonne santé, n'accusait aucune maladie antécédente et la ménopause s'était établie depuis quelques années sans trouble notable. En octobre 1870, elle éprouva subitement des difficultés pour uriner et au bout de quelques mois elle expulsa au milieu de violents efforts trois calculs arrondis, aplatis, gros comme une lentille ou un haricot. Ils portaient des facettes latérales, ce qui fit penser qu'il existait encore d'autres calculs, et le cathétérisme indiqua que cette supposition était vraie.

On fit la lithotritie, et quatre séances suffirent pour obtenir un succès complet. Ces pierres étaient faciles à briser et l'opération ne fut accompagnée d'aucun accident.

L. OBS. VI. — *Lithotritie chez la femme* (*Gazette des hôpitaux*, 26 avril 1873). Résumé. Une femme âgée de 41 ans, Mme X..., cultivatrice, entre le 25 mars 1873 à la maison municipale de santé. On diagnostique un calcul. Une première fois sort guérie après 9 séances de lithotritie. Récidive au bout de 2 ans. Demarquay fait 4 séances de lithotritie.

1re *séance*. On sent le calcul avec le lithoclaste, mais il est impossible de le saisir avec cet instrument.

2e *séance*. La malade étant placée dans le décubitus dorsal, le siége très-élevé, M. Demarquay peut saisir le calcul avec le lithoclaste et le briser à deux reprises en plusieurs fragments dont plusieurs sont expulsés le soir même avec les urines.

3e *séance*. Faite avec l'aide d'une grande pince à pansement, elle est très-douloureuse et ne donne pas grand résultat.

4e *séance*. Le calcul est saisi et broyé à plusieurs reprises avec le lithoclaste ; la malade rend des fragments en quantité dont quelquesuns ont un volume notable.

Les dernières manœuvres que nous venons d'énumérer ont été parfaitement supportées ; jamais elles n'ont été suivies d'un mouvement fébrile, même léger. La malade se levait le jour même de l'opération et n'accusait aucune souffrance. Le calcul n'a pas été analysé ; il est assez mou et selon toute apparence formé par du phosphate de chaux.

L. OBS. VII. — *Lithotritie chez une petite fille de 5 ans*, par le docteur Geranalo Oppizi (*Gazetta medica italiana Lombardia. Januari* 24 1874). C'est une petite fille de 5 ans, chez laquelle on essaya vainement, mais sans accident, le 8 avril, après anesthésie par le chloroforme, de broyer la pierre ayant environ 3/5 de pouce, après avoir introduit une petite pince à polypes. Le 18, nouvelle chloroformisation, introduction du lithotriteur de Mathieu qui put se mouvoir facilement dans la vessie, bien que sa cavité ne fût distendue ni par l'eau ni par l'urine, mais qui ne rencontra pas la pierre. Le 6 mai, un petit lithoclaste, à mors plats, fut introduit et broya le calcul dont la poussière montra qu'il était constitué par du phosphate de chaux. Il n'y eut aucun accident, et huit jours après avoir rendu spontanément de petits fragments aigus, la petite malade était entièrement rétablie.

L. Obs. VIII. — Une malade entre à la Clinique avec un calcul mesurant $0^m.06$ de longueur et $0^m.07$ de largeur ; cystite. Lithotritie, accidents formidables, quoique le calcul eût été saisi facilement. La malade mourut. (Citée par L. Labbé, Soc. chirurgie 9 février 1876.)

L. Obs. IX. — Une femme très-âgée perdait des urines involontairement, un petit calcul se trouvait dans la vessie ; guérison après une seule séance de lithotritie. (Léon Labbé, même séance.)

L. Obs. X. — Une autre vieille femme entre à la Pitié avec une incontinence d'urine ; calcul dans la vessie ; une séance de lithotritie ; guérison. (L. Labbé, même séance. Soc. chir.)

Ayant recherché quelles étaient les complications les plus fréquentes de la lithotritie, il nous a semblé que c'étaient les accidents péritonéaux. Muni de cette donnée, nous avons voulu savoir dans quelles circonstances ils se manifestaient plus spécialement ; or, nous avons cru remarquer que les femmes jeunes et réglées y sont plus exposées que les petites filles ou les femmes qui ont dépassé l'époque de la ménopause.

Comment expliquer ce fait ? L'analogie établie par tous les anatomistes entre le testicule et l'ovaire ne permet-elle pas de faire, entre ces deux organes, un rapprochement pathologique ? Tout le monde sait que dans les oreillons, il survient chez l'homme une orchite sympathique, et semblablement, chez la femme, une

ovarite. A la suite d'une blennorrhagie, il arrive très-
souvent que l'homme soit atteint d'une orchite. Pareille-
ment, chez la femme, on a signalé des accidents ovariens
survenus sous l'influence d'une uréthrite. Enfin, nul
n'ignore combien il est fréquent de voir, chez l'homme,
une orchite se produire à la suite d'un cathétérisme ou
bien d'une opération sur les voies urinaires. Eh bien !
nous nous demandons si l'opération de la lithotritie,
chez la femme jeune et réglée, ne pourrait point retentir
d'une façon analogue sur l'ovaire. Il est classique qu'un
traumatisme peut amener des troubles dans la menstrua-
tion. Il nous est donc permis d'invoquer ce fait lorsqu'il
s'agit du traumatisme uréthral. Et, d'ailleurs, ne
connaissons-nous pas les nombreuses sympathies qui
existent entre le système génital et le système urinaire ;
n'en voyons-nous pas fréquemment la révélation dans
les nombreux faits où les affections de l'un sont confon-
dues avec celles de l'autre, comme c'est arrivé dans
notre observation (L. Obs. IV)? Donc, pour ces raisons,
il paraît logique d'admettre qu'une irritation vésicale
détermine, du côté de l'appareil génital et de l'ovaire
en particulier, une congestion, je dirai même un état
inflammatoire, une ovarite. Ce sera une ovarite de cause
uréthrale, analogue à l'orchite de cause uréthrale, chez
l'homme. Mais ici cessent les ressemblances. L'orchite
uréthrale de l'homme n'est point grave ; elle ne peut
avoir aucune influence sur le péritoine, car la tunique
vaginale, qui est, il est vrai, une émanation de cette
séreuse, en est isolée dans la plupart des cas et ne peut,
par conséquent, lui transmettre l'inflammation dont elle
est le siége, en même temps que le testicule. Il est sans
doute des faits où une orchite uréthrale peut déterminer

une péritonite chez l'homme : nous voulons parler de ceux où la tunique vaginale, par suite d'une anomalie, continue de communiquer avec le péritoine ; de ceux aussi où il existe une hernie scrotale ; mais ce sont là des raretés. Chez la femme menstruée, au contraire, prédisposée aux congestions génitales, que va–t il se passer? Son ovaire, qui est directement au contact du péritoine, venant à s'enflammer, fera participer la séreuse abdominale à ce travail pathologique. Inutile d'insister sur la gravité d'une pareille complication ; cependant, il est probable que la péritonite se localise quelquefois au petit bassin, comme c'est fréquent lorsqu'elle éclate à l'occasion d'une affection utérine.

A l'appui de cette manière de voir, nous n'avons guère que deux faits à invoquer. Il s'agit de deux jeunes filles, l'une de dix-neuf ans, l'autre de vingt ans, qui prennent des accidents péritonéaux à la suite des manœuvres de la lithotritie (L. Obs. III, L. Obs. I). Mais rapprochant ces deux faits de cette circonstance que chez cinq autres femmes (1), arrivées à la ménopause ou non encore réglées, il n'est survenu aucune complication semblable, malgré l'état plus ou moins grave de la vessie, nous croyons pouvoir en tirer un argument assez plausible en faveur de notre opinion. Nous n'y tenons d'ailleurs pas plus qu'il ne convient, et nous laissons aux observations ultérieures le soin de l'infirmer ou de la confirmer.

Ces considérations nous remettent en mémoire le fait de M. Guyon (D. Obs. XVII) que nous avons cité plus haut et où il s'agit d'une dilatation pratiquée chez une femme qui avait eu des pelvi-péritonites graves. L'opé-

____

(1) Obs. L', n°⁸ IV; V; VII; IX; X.

ration provoqua une nouvelle poussée de péritonite et la malade succomba. N'est-il pas à peu près certain que la lithotritie, en pareil cas, aurait déterminé des accidents absolument semblables? C'est donc encore une preuve de plus pour montrer les influences réciproques du système génital et du système urinaire. Toutes les fois que de pareilles circonstances se présenteront, il y aura lieu d'en tenir compte et pour l'intervention et pour le pronostic.

En résumé, toutes les fois que l'on voudra pratiquer la lithotritie, il faudra se souvenir que ce n'est point là une méthode aussi inoffensive qu'on est généralement porté à le croire. Sur douze cas, n'avons-nous pas trouvé, en effet, un cas de mort (L. Obs. VIII)? Bien plus, n'avons-nous pas vu un deuxième fait dans lequel des accidents péritonéaux ont dû faire recourir à la taille vaginale, qui n'a point empêché néanmoins la malade de succomber à ces accidents? Les complications de cette nature étant, selon nous, les plus fréquentes, il faudra employer tous ses soins pour les éviter. On devra donc être tenu en éveil, si la vessie est atteinte de cystite, si l'âge de la malade est compris entre celui de la puberté et celui de la ménopause.

On a dit que chez les jeunes filles, il fallait renoncer à la lithotritie, en raison des petites dimensions de la vessie qui ne permettraient point la manœuvre du lithoclaste. Notre observation (L. Obs. VII) montre que cette circonstance ne peut être une contre-indication absolue.

Bref, les cas qui nous paraissent le mieux s'adapter à cette méthode sont ceux où la femme est âgée, où le calcul est petit, d'une consistance peu considérable et permettant de terminer le traitement en un très-petit nombre de séances.

TAILLE URÉTHRALE.

Laurent Collot, craignant l'incontinence qui survenait fréquemment dans le procédé de Tolet, imagina une nouvelle opération pour l'éviter. Il conseille de faire une petite incision tout au-dessus et en ligne droite de l'orifice du col de la vessie. Puis, au moyen d'un conducteur et de tenailles, il dilate et dilacère tant qu'il est nécessaire. Il invente la taille uréthrale pour remédier à un accident, et, en vérité, il la pratique de telle façon qu'on est à se demander si le remède ainsi formulé n'est pas pire que le mal. (Hybord.)

Voici comment on pratique actuellement cette opération.

L'existence du calcul constatée, la malade préparée, située sur le bord d'un lit élevé, les cuisses et les jambes fléchies, écartées et tenues par deux aides, le bassin fixé par un troisième, on introduit, après chloroformisation, un cathéter cannelé dans l'urèthre et on le pousse jusque dans la vessie; on glisse dans sa cannelure tournée en haut, un long bistouri étroit avec lequel on incise le col de la vessie et la paroi antérieure de l'urèthre jusqu'auprès du ligament sous-pubien : la plaie ainsi faite permet d'extraire un calcul d'un diamètre de 20 à 25 millimètres.

Au lieu d'un cathéter, on peut se servir d'une sonde cannelée, le long de laquelle on glisse un long bistouri droit.

Critique. — La taille uréthrale, considérée au point de vue du manuel opératoire, est très-facile à exécuter. Tout médecin peut l'entreprendre. Elle ne présente pas, en général, d'accident au cours de la manœuvre. Toutefois, il ne faut pas oublier que l'urèthre est enveloppé d'une sorte de gaîne veineuse à laquelle Blandin a donné le nom de *bulbe de l'urèthre*. Il n'est donc pas étonnant qu'il survienne des hémorrhagies lorsque le tranchant de l'instrument a coupé toute l'épaisseur des parois du canal et vient blesser les vaisseaux qui l'entourent. Mais, il faut bien le dire, cette hémorrhagie ne présente pas ordinairement de gravité. Le perchlorure de fer et l'eau de Pagliari en ont facilement raison. Mais il peut arriver que, malgré l'incision, l'extraction soit assez difficile, à cause du volume de la pierre. Ce n'est, en effet, ni l'étendue de l'incision faite au col de la vessie et au canal de l'urèthre, ni la profondeur de celle qui est faite aux parties voisines qui donne le degré d'ouverture nécessaire pour l'extraction d'un calcul un peu volumineux. Ce degré d'ouverture résulte en grande partie de la dilatation, et presque toujours aussi de la déchirure des parties voisines, d'où la dilacération du vagin si justement reprochée à cette manière d'opérer. (Dupuytren.) Dans ce cas, il ne faudra jamais forcer le passage, mais employer le plus de douceur possible. Il vaudrait mieux, au besoin, tenter de diviser le calcul avec le lithotriteur ou de fortes pinces et retirer ensuite les fragments les uns après les autres. Faute de ces précautions, on aura ajouté aux inconvénients de l'incision ceux de la dilatation forcée qui entraîne si souvent, comme on le sait, l'incontinence d'urine. On peut se demander si cette circonstance ne doit pas être accusée d'avoir occasionné la plupart des cas d'incontinence signalés dans les observations de la taille uréthrale.

Quoi qu'il en soit, le procédé par incision dirigée vers

la symphyse du pubis présente l'avantage de mettre le vagin à l'abri de toute lésion de la part de l'instrument tranchant. De plus, le bas-fond de la vessie et l'artère honteuse ne courent aucun danger. Enfin, grâce à la situation de l'incision, l'urine qui parcourt, en vertu des lois de la pesanteur, la gouttière inférieure de l'urèthre a une tendance moins grande à s'engager entre les lèvres de la plaie et à se répandre par cette voie dans les tissus voisins, pour y déterminer les graves accidents que l'on sait.

Il ne faut pas oublier néanmoins que la taille uréthrale, comme la dilatation, aura d'autant plus de chances de réussir que le calcul ne présentera pas un volume dépassant $0^m,025$ à $0^m,030$ de diamètre.

Envisagée, sous un point de vue plus général, la taille uréthrale a été accusée de pouvoir déterminer des phlébites. C'est théoriquement possible; toutefois nos observations nous montrent que cette complication ne doit pas être bien fréquente.

Le nombre restreint de nos faits ne nous permet pas non plus de juger dans quelle mesure l'infection purulente est à craindre; l'infiltration urineuse est-elle une complication plus commune? Nous ne pouvons le dire. Quant aux accidents péritonéaux, nous ne les avons pas vus souvent signalés; et encore, lorsqu'ils ont existé, étaient-ils imputables à des manœuvres antérieures, à la lithotritie par exemple, qu'on a dû rejeter pour recourir à la taille uréthrale.

Mais l'une des complications les plus fréquentes, les plus redoutables et justement redoutées, c'est l'incontinence de l'urine. C'est toujours à sa possibilité que pense le chirurgien lorsqu'il discute le choix de son procédé. Dans presque toutes les opérations, on signale de l'incontinence d'urine. Heureusement, le plus souvent elle n'est que momentanée, mais elle persiste à l'état d'infirmité dans d'assez nombreuses circonstances pour que plusieurs chirurgiens distingués aient renoncé à cette méthode en faveur de la taille vésico-vaginale. Quoi qu'il en soit, nous nous demandons si ces craintes ne sont pas quelque peu exagérées.

Les faits pourront-ils nous renseigner sur ce point ? Interrogeons-les.

Et d'abord je consulte ceux qui ont été relatés par M. Hybord, dans sa thèse. D'après cet auteur qui a pu rassembler vingt observations de taille uréthrale, cinq malades, sur ce chiffre, auraient été affectées d'incontinence d'urine. Toutefois, il ne précise pas, autant que cela serait désirable, les circonstances particulières qui pourraient expliquer cet accident. Il ne dit pas non plus si, dans ces cinq cas, l'incontinence a été permanente ou simplement temporaire. Mais comme plusieurs observations relatives à ce procédé ont été publiées tout au long dans son travail, elles nous ont permis de rechercher des renseignements plus circonstanciés que ceux de sa statistique.

Or, voici ce que nous trouvons dans les dix faits rapportés par ce médecin. Ils peuvent se diviser en deux catégories : cinq sont relatifs à la taille uréthrale simple, et cinq autres à la taille uréthro - vésico - vaginale. Les cinq cas de taille uréthrale classique nous offrent un cas de guérison (Hybord, obs. V), deux cas d'incontinence temporaire, l'un de six mois (Hybord, obs. I), l'autre de quelques semaines (Hybord, obs. II). Enfin les deux autres cas sont deux cas de mort : le premier vient de Laugier, le second appartient à Richet et est relatif à un calcul enchatonné (Hybord, obs. IV et III). Si l'on en juge par là, la taille uréthrale est une opération grave.

Dans une autre *série*, nous rangeons, avons-nous dit, cinq cas de taille uréthro-vésico-vaginale qui se divisent ainsi (Hybord, obs. VIII) :

1° Une mort par péritonite. Il s'agit d'une femme de vingt ans chez laquelle la dilatation et la lithotritie avaient d'abord échoué (Delens) ;

2° Une incontinence chez une petite fille de trois ans (Marsh) ;

3° Une fistule vésico-vaginale, guérie ultérieurement (Thomas Smith) ;

4° Une guérison (petite fille de 5 ans) (Thomas Smith) ;

5° Une guérison (petite fille de 10 ans) (Thomas Smith).

Ces résultats, on le voit, ne sont pas des plus satisfaisants. Ce procédé ne présente pas d'avantages sur le précédent ; aussi le laisserons-nous de côté pour ne nous occuper que de la taille uréthrale proprement dite qui nous paraît d'ailleurs avoir été seule employée depuis cinq ans. Nous avons pu recueillir, de notre côté, plusieurs faits de taille par la méthode de *Collot ;* nous n'avons pas rencontré de cas de mort, il est vrai, mais les succès sont loin encore d'atteindre l'idéal recherché par le chirurgien.

Qu'on nous permette de les rapporter brièvement. La symptomatologie ne présentant rien de particulier dans ces cas, nous nous contenterons de relater ce qui concerne le traitement.

T. U. Obs. I. — *Taille uréthrale chez la femme* (*Gaz. des hôpitaux*, 1872, p. 1122). La femme M., âgée de 40 ans, de la commune de Saint-Vincent (Dordogne), est atteinte d'une affection calculeuse. Les calculs étaient nombreux, mais d'un petit volume; la taille uréthrale devait nous offrir un passage suffisant pour leur extraction. Cette considération nous fait choisir le procédé de Collot et Dubois, taille uréthrale avec incision en haut.

La malade est chloroformisée et disposée comme pour l'examen au spéculum. J'introduis une sonde cannelée dans l'urèthre jusque dans la vessie, la cannelure de l'instrument tournée vers le symphyse. Je glisse un bistouri boutonné dans cette cannelure, et en le retirant j'incise largement le col de l'urèthre. Mon doigt indicateur peut de la sorte pénétrer librement dans la vessie et apprécier le nombre et le volume des calculs. Alors, avec des longues pinces à pansement, nous pouvons extraire deux ou trois calculs principaux. Le plus gros pesait 15 gr. et mesurait 4 centimètres 1/2 de long. A sa base, il avait 2 centimètres de diamètre et un à sa pointe. Les autres étaient de forme variable, anguleux et également sans corps étranger comme noyau à leur intérieur. Une grande quantité de petits graviers fut entraînée par des injections d'eau dans la vessie. Tous ces calculs, très-friables, étaient constitués par du phosphate de chaux. Une hemorrhagie assez abondante suivit l'opération, mais finit par céder à de simples applications d'eau froide.

Les suites de l'opération furent des plus simples. Dès le lendemain les urines, au lieu de s'écouler involontairement (il y avait incontinence avant l'opération), pouvaient déjà être retenues. Le col vésical était donc refermé. Je ne mis pas de sonde à demeure, et huit jours après la malade put être emportée chez elle à une distance de plusieurs kilomètres. Depuis lors, il y a plus d'un an, la guérison s'est maintenue.

T. U. Obs. II. — *Taille uréthrale* par M. Paulet. On lit dans l'*Anatomie topographique* de Paulet l'observation suivante :

M. Paulet a fait une taille uréthrale chez une jeune fille de 12 ans, pour laquelle il aurait d'abord recouru à la lithotritie, mais il fut obligé, en raison de la dureté du calcul, de renoncer à ce procédé. La nouvelle opération a déterminé une incontinence d'urine, mais elle n'a duré qu'une quinzaine de jours.

T. U. Obs. III. — De M. Lemay, de Saint-Sever-sur-Adour (Société de chirurgie, 7 mars 1877). Il s'agit d'une opération de taille, par la méthode uréthrale, pratiquée chez une petite fille de 9 ans, qui s'était introduit une aiguille dans le canal de l'urèthre. L'aiguille, échappée des doigts de l'enfant, avait pénétré dans la vessie et donné naissance à un calcul qui avait l'aiguille pour centre et pesait 15 grammes; la guérison a été la suite de l'opération. L'aiguille avait séjourné un mois dans la vessie, de l'aveu de l'enfant.

T. U. Obs. IV. — T. Anger (Société de chirurgie, 7 mars 1877). Femme de 45 ans qui portait depuis deux ans un calcul dans la vessie. Le calcul était petit, mais occasionnait des douleurs incessantes. L'extraction à l'aide de la taille uréthrale fut suivie d'une guérison rapide. M. Anger a revu la malade, qui n'a éprouvé aucune incontinence d'urine.

T. U. Obs. V. — T. Anger (même séance). L'année dernière M. Anger a opéré de la même manière une jeune fille de 18 ans, ayant dans la vessie un calcul volumineux qui lui causait des douleurs intolérables. Il a fallu faire, après chloroformisation, une longue incision avec le bistouri boutonné, ce qui donna lieu à un écoulement de sang assez considérable. La malade guérit, mais conserva pendant plusieurs mois une incontinence d'urine à peu près disparue aujourd'hui.

T. U. Obs. VI. — M. Verneuil (même séance) cite l'exemple d'une petite fille à laquelle on pratiqua sans succès la taille uréthrale; le calcul ne put passer; la taille sus-pubienne permit d'extraire le calcul; l'enfant guérit, mais il est resté une incontinence d'urine causée par l'incision uréthrale.

Nous voyons que sur six faits, un seul a présenté une incontinence permanente (obs. VI de Verneuil); une incontinence temporaire s'est manifestée dans deux autres cas et a duré quinze jours dans celui de Paulet (obs. II), et plusieurs mois dans l'observation V (T. Anger). Dans l'observation I, en revanche, cette infirmité a été guérie par l'opération. Cette série est donc beaucoup moins défavorable que celle des cinq malades d'Hybord dont il a été question plus haut. Ici, du moins, nous n'avons eu aucun cas de mort, aucune complication grave.

Il nous reste maintenant à rapporter une observation que nous avons recueillie à Saint-Antoine, dans le service de notre bienveillant maître, M. Benjamin Anger. Nous ne l'avons point donnée avec les autres parce que la malade n'a point été opérée par le même procédé, et que, d'autre part, elle mérite quelques réflexions particulières.

T. U. Obs. VII. Recueillie dans le service de M. Benjamin Anger (inédite). — Darly (Maria), journalière, entre en septembre 1876 à l'hôpital Saint-Louis pour une fracture du col du fémur.

Avant cet accident, elle n'avait jamais remarqué aucun phénomène anormal du côté de la vessie; mais peu après le début du traitement de la fracture, elle fut tout étonnée d'observer du sang dans ses urines. En même temps, elle est prise de douleurs très-vives dans la région hypogastrique. Ces douleurs se manifestent sous forme d'élancements et reviennent par crises. De temps en temps, elle éprouve comme une sensation de barre au niveau du bas-ventre. Les mictions ne sont pas encore bien pénibles, mais au bout de trois semaines elles le deviennent, et quand les hématuries ont disparu, elles sont impossibles. La rétention est complète et les efforts faits pour uriner sont tellement douloureux que la malade en prend, dit-elle, des attaques de nerfs. Pendant huit jours, on la sonde soir et matin. Puis survient l'incontinence. Dès lors la malade, ennuyée du séjour à l'hôpital, rentre chez elle. A domicile, elle est soignée successivement par deux médecins pour un catarrhe de la vessie et pour une inflammation de l'urèthre. Enfin, elle entre à Saint-Antoine dans le service de M. Lancereaux. L'interne de garde ayant remarqué que les poils du pubis étaient incrustés de concrétions calcaires, eut l'idée de pratiquer le cathétérisme, et il reconnut la présence de la pierre. M. B. Anger, appelé en consultation, confirme le diagnostic. La malade entre dans les salles de notre maître pour être opérée.

Le 18 mai, la malade ayant été soumise au chloroforme, un bistouri boutonné est introduit dans l'urèthre et une incision est pratiquée dans une direction en bas, en arrière et à gauche ; elle divise le col de la vessie et la paroi externe de l'urèthre.

Une tenette est introduite dans la vessie et le calcul est retiré par fragments.

Le doigt est introduit dans la vessie, une injection pratiquée, et les débris du calcul sortent avec l'eau de l'injection.

Le calcul présente l'apparence d'une concrétion phosphatique peu dense.

Les jours suivants la malade peut garder ses urines pendant une heure, mais environ deux semaines après, l'incontinence réapparait ; toutefois, suivant la patiente, les caractères de cette incontinence ne sont pas les mêmes qu'avant la taille. Avant l'opération, elle n'avait pas conscience du besoin d'uriner, mais aujourd'hui, elle a la sensation de ce besoin, et il est tellement impérieux qu'elle est obligée d'y obéir aussitôt. Actuellement, la vulve, les fesses, la marge de l'anus sont rouges, excoriées sous l'influence de l'irritation produite par l'urine qui s'échappe.

Cette femme est très-amaigrie, très-faible, condamnée à une immobilité absolue par suite de la non-consolidation de sa fracture. Le membre abdominal gauche est dans la rotation forcée en dedans. Néanmoins elle conserve un peu d'appétit et dort assez bien.

Nous avons là un exemple de taille latérale chez la femme. Voici les réflexions qu'ont inspirées ce procédé. On a dit (Dupuytren) que l'incision ne saurait être dirigée vers la tubérosité de l'ischion, comme chez l'homme, à moins d'exposer le vagin à être coupé, et que, pour éviter ce canal, il faut donner à cette incision une direction presque transversale, laquelle expose les vaisseaux honteux à être lésés. Or ces écueils, qui n'appartiennent qu'à la manœuvre opératoire elle-même, ont été ici complétement évités, et dès lors nous nous retrouvons absolument dans les mêmes conditions que dans le procédé de Collot. Les suites de l'opération peuvent donc être appréciées de la même façon que dans ce dernier cas.

Assurément, nous avons ici un accident d'incontinence; c'est un fait que pourront invoquer les auteurs qui rejettent la taille uréthrale. Sera-ce avec raison? Nous ne le croyons pas. La femme qui fait l'objet de cette observation avait une incontinence avant l'opération, et une des circonstances les plus curieuses qui en témoignaient étaient les incrustations calcaires que nous avons observées sur les poils du pubis. Il n'y a donc pas lieu d'accuser le procédé de ce méfait, d'autant plus qu'il y a eu une légère amélioration après l'intervention chirurgicale. Et si l'on maintient l'accusation, nous sommes en droit de demander à quelle méthode il eût fallu recourir pour obtenir, avec l'extraction de la pierre, la disparition de l'incontinence. Est-ce la dilatation? Mais on l'a aussi souvent incriminée que la taille uréthrale et pour les mêmes raisons. Est-ce la taille vaginale? Mais qui nous dit qu'on n'eût pas ajouté une infirmité non moins grave, une fistule vésico-vaginale. Nous pensons qu'en pareille circonstance il est fort difficile de prendre un parti, et que le plus sage encore est d'attaquer la pierre par la voie malade; de cette façon, au moins, on sera sûr de ne pas aggraver la situation de la patiente en créant une source d'accidents nouveaux. Bien plus, en agissant ainsi, il reste encore des chances de guérison, et nous n'en voulons pour preuve que l'amélioration momentanée de l'infirmité de notre malade et le fait relaté dans notre observation (T. U. Obs. 1).

Pour en finir enfin avec cette question de l'incontinence dans la taille uréthrale, revenons brièvement à la statistique. Réunissant à nos 7 faits de taille uréthrale les 5 faits de M. Hybord que nous avons rappelés plus haut, nous formons un total de 12 cas. Or, sur ces 12 cas, nous constatons 2 cas d'incontinence permanente et 4 cas d'incontinence temporaire. De plus,.il y a 2 cas de mort. (Obs. Hybord III-IV.)

Si l'on ne considère que les chiffres, voilà certes un bilan qui n'est point favorable à la méthode. Reportant notre souvenir sur ce que nous avons vu à propos de la dilatation telle qu'on la pratique maintenant, nous verrons que cette méthode est loin d'avoir à sa charge des méfaits aussi nombreux et aussi graves. Si nous rappelons enfin cette réflexion de Dupuytren : que ce n'est ni l'étendue de l'incision faite au col de la vessie et au canal de l'urèthre, ni la profondeur de celle qui est faite aux parties voisines qui donne le degré d'ouverture nécessaire pour l'extraction d'un calcul un peu volumineux, mais que ce degré d'ouverture résulte en grande partie de la dilatation et presque toujours aussi de la déchirure des parties voisines, nous arriverons à conclure avec M. Després (Société de chirurgie, 7 mars 1877) que la taille uréthrale est une mauvaise opération, parce qu'elle ne donne pas plus de place que la dilatation de l'urèthre. Que disent, en effet, les auteurs de médecine opératoire relativement à l'étendue de l'ouverture fournie par la taille urétrhale? Qu'elle ne peut permettre l'issue d'un calcul dont le diamètre excède 25 à 30 millimètres. Eh bien! n'avons-nous pas suffisamment démontré, faits en mains, que la dilatation pure et simple aboutit absolument au même résultat avec l'avantage de ne pas créer de plaie? Mais arrêtons-nous. Il serait peut-être un peu trop prétentieux de vouloir juger ainsi, sans appel, une méthode qui, après tout, a pour défenseurs des chirurgiens de grand mérite. Les cas ne sont pas assez nombreux encore pour porter un jugement définitif. Nous voulons plaider les circonstances atténuantes. Sur 12 faits de taille uréthrale, nous avons signalé 2 cas de mort. La méthode en est-elle seule responsable? Cela nous paraît douteux. En effet, dans l'un de ces cas (Hybord, obs. III), l'opération fut pratiquée chez une femme de 48 ans qui avait un calcul enchatonné; la malade mourut d'infection purulente ou de péritonite. (On n'a pu faire l'autopsie.)

Il est fort probable que dans ce cas il ne faut pas trop incriminer la méthode; en effet, pour extraire le calcul de sa loge, on a dû déterminer des déchirures qui ont certainement servi de point de départ aux complications dont la patiente est morte. Or, je le demande, quel est le procédé qui, en pareil cas, pourrait mettre sûrement à l'abri de tels accidents? Bien plus, n'arrive-t-il pas souvent que la taille soit un pis-aller auquel on ne recourt qu'après des tentatives infructueuses de dilatation ou de lithotritie, qui ont pour leur part déjà déterminé des accidents? Est-il étonnant dès lors qu'une opération de taille pratiquée dans ces conditions puisse subir un échec et amener la mort? Assurément non. Qu'on ne mette donc plus sur le compte d'un seul ce qui appartient à plusieurs. A chacun sa part de responsabilité. Nous insistons sur ces points parce que l'aveugle statistique n'en peut tenir compte.

En résumé, nous croyons néanmoins que la taille uréthrale pourra être remplacée à l'avenir, dans la plupart des cas, soit par la dilatation, soit par la taille vaginale. Mais il faut bien le dire, si cette substitution est possible chez l'adulte, il n'en est pas de même lorsqu'il s'agit d'une enfant; en effet, nous l'avons vu, la dilatation est presque impraticable chez les jeunes sujets, pour peu

que le calcul soit volumineux ; d'autre part, la taille vaginale se trouve dans le même cas, attendu que le vagin
permet à peine l'accès du doigt. La taille uréthrale, en
pareille occurrence, sera donc à peu près l'unique res-
source. C'est à ces considérations qu'a obéi M. Paulet
dans notre observation (T. U, II).

Un mot pour terminer sur les indications : cette revue
nous a montré que la taille uréthrale avait été pratiquée
dans des cas où la pierre était trop dure pour être broyée.
La sensibilité de la vessie, l'existence de pierres nombreuses et petites, libres ou enchatonnées, ont aussi
commandé le choix de cette méthode.

Il est clair que l'abstention est de règle quand le calcul
présente un volume trop considérable, et l'incontinence
d'urine, de son côté, pourrait bien militer aussi en faveur
du rejet de la taille uréthrale.

TAILLE VÉSICO-VAGINALE.

Cette méthode, inventée par Fabrice de Hilden pour
extraire des calculs contenus dans une cystocèle vaginale,
ne fut d'abord appliquée que pour ces cas particuliers.
Ce n'est que plus tard que Méry, puis Louis, en conseil-
lèrent la généralisation. Quoi qu'il en soit, jamais elle ne
fut en grande faveur près des chirurgiens à cause de
l'accident grave auquel elle donnait lieu, nous voulons
dire la fistule vésico-vaginale ; néanmoins, il semble
qu'ils n'en désespérèrent jamais. Voici comment s'expri-
mait Dupuytren à son sujet en 1812 (Thèse de concours) :
« Ce serait aller contre les principes d'un art qui doit

chercher à guérir avec le moins d'inconvénients et de dangers possibles, que d'affaiblir la juste crainte que cet accident (fistule vésico-vaginale) doit inspirer à tous ceux qui se livrent à la lithotomie. Nous ne pouvons cependant nous dispenser de faire observer qu'il n'en est pas des fistules produites par une simple incision comme de celles qui sont le résultat d'une perte de substance : les premières guérissent fréquemment, quoique abandonnées à elles-mêmes, ou bien à la suite de l'emploi, quelque temps continué, de sondes qui détournent l'urine de la plaie, tandis que les autres ne guérissent communément jamais. » Voilà certes une réflexion précieuse à recueillir, d'autant plus précieuse qu'elle émane d'un homme de génie. Longtemps encore cette donnée resta stérile ; mais enfin parurent les beaux travaux de Jobert de Lamballe sur la fistule vésico-vaginale, puis ceux de Marion Sims. Les nombreux succès de ces auteurs et de ceux qui les imitèrent portèrent les chirurgiens à se demander si la taille vésico-vaginale ne pourrait point bénéficier de ces progrès. Vallet d'Orléans est le premier qui ait pratiqué cette opération en employant la suture immédiate. Nous nous bornerons à en résumer la description, renvoyant pour plus de détails au mémoire publié par cet auteur dans la *Gazette hebdomadaire*, 1855.

Résumé du manuel opératoire. — On se sert d'un cathéter dont une portion de $0^m,04$ de longueur joue sur l'autre au moyen d'un pivot et devient transversale après avoir été introduite dans la vessie. On perce l'épaisseur des parties (cloison vésico-vaginale) avec un bistouri dont la pointe rencontre la cannelure de la portion transversale, et l'on achève l'incision avec le lithotome simple de Frère Come ou un lithotome double dont la concavité regarde en avant. La pierre est retirée entière avec des tenettes glissées sur le doigt et un gorgeret, ou bien elle est brisée dans le cas où elle est volumineuse, afin de ménager les lèvres de la plaie que l'on réunit ensuite avec trois ou quatre points de suture entrecoupée.

Critique. — Il s'agit maintenant d'apprécier la valeur de ce procédé. L'opération, en tant que manuel opératoire, ne présente point de difficultés ni d'accidents sérieux à redouter. L'existence d'une plaie expose d'ailleurs aux mêmes complications que dans les cas de taille uréthrale. Nous n'avons donc pas à y insister. Mais le grand argument invoqué contre cette méthode est qu'elle expose aux fistules vésico-vaginales. Recherchons ce qu'a de fondé cette objection. Cette fois encore, les faits seuls pourront nous aider à faire une réponse. Voici ceux que nous avons recueillis.

T. V. V. Obs. I. — (Extrait de la *Gazette hebdomadaire*, numéro du 12 juillet 1872.) Le docteur Plum ayant diagnostiqué, chez une femme de 35 ans, l'existence d'un calcul dur et volumineux, et après avoir échoué dans plusieurs tentatives de lithotritie, se détermina à pratiquer la taille vésico-vaginale avec suture immédiate. Le calcul, qui avait été divisé en deux parties dans les tentatives de lithotritie, pesait 42 grammes. Douze jours après l'opération les sutures étaient enlevées et la malade sortait de l'hôpital parfaitement guérie.

T. V. V. Obs. II. — (Même journal, même numéro.) Le docteur Selhau fit l'extraction d'un calcul de 16^{gr},05 chez une femme de 32 ans, chez laquelle la lithotritie avait échoué. L'incision, pratiquée sur la ligne médiane de la cloison vésico-vaginale, mesurait un pouce et demi. On fit onze sutures, dont les dernières furent retirées le 14e jour après l'opération. La malade sortit complétement guérie une semaine plus tard.

T. V. V. III. — (Saint-Pétersbourg. *Med. Zeitschrift*, vol. V, 3e numéro de la nouvelle série, p. 199, 1875; *Revue Hayem*, 1876.) Résumé.

Le 4 octocre 1874, P..., âgée de 20 ans, primipare, entre à l'hôpital, prise prématurément de douleurs utérines. Comme elle accusait de la dysurie depuis son enfance, on pratique une exploration vésicale et l'on constate la présence d'un calcul ovalaire, long de 0^m,06, large de 0^m,03 à 0^m,04. Le 18 octobre, les contractions se renouvelant sans cesse, malgré tous les moyens employés, on pratique la lithotomie vaginale et l'on fait la suture immédiate avec des fils métalliques. Depuis le moment de l'opération jusqu'au 9e jour, époque où l'on enleva les fils, pas de fièvre ; les contractions utérines ont cessé. Le 5e jour, la malade commence à uriner volontairement, sauf la nuit ; le 7e jour, l'incontinence nocturne cesse également. Dans l'intervalle compris entre la levée des sutures et l'accouchement qui eut lieu quinze jours après, l'état de la malade empire ; elle prend un violent frisson et la fièvre s'établit difinitivement. Après l'accouchement elle se trouve mieux d'abord ; trois jours après elle se plaint pour la première fois de douleurs dans la région rénale qui s'irradient jusque dans le bassin en suivant le trajet des urèthres ; le cinquième jour, frisson intense. Mort. L'autopsie fait constater une péritonite généralisée et une néphrite.

T. V. V. Obs. IV. — (Même source que la précédente.) Le 22 novembre 1871, X..., 20 ans, primipare entre à l'hôpital en plein travail. Les jours précédents, elle avait eu des hématuries et des douleurs dans la région lombaire. A l'exploration, on constate une tumeur dure, épaisse appliquée contre la symphyse des pubis. C'était une pierre. En considération de son volume et du danger qui menace la paroi vésico-vaginale, on pratique la taille vaginale. Suture immédiate. Une heure après, l'accouchement se termine spontanément.

Les 30 premières heures après l'accouchement se passent assez bien. L'urine s'écoule constamment et en assez grande quantité par le méat ; les sutures n'ont pas été dérangées par le passage de l'enfant et ferment bien. La malade ne se plaint que de douleurs dans la région lombaire, qui est tuméfiée comme elle l'était avant l'accouchement. Trois jours plus tard, péritonite septique aiguë. Mort. L'autopsie confirme le diagnostic.

T. V. V. Obs. V. — (Panas, Soc. chir., séance du 6 juin 1876.) Je n'ai pratiqué qu'une opération de taille vaginale, et cette opération a été suivie de mort. La malade avait un calcul du volume d'un petit œuf de poule, la vessie n'était pas malade, la santé était excellente. J'ai pratiqué l'opération à Lariboisière, les choses se sont passées très-régulièrement les deux premiers jours, mais le 3ᵉ, la malade fut prise de frisson et de tous les signes de l'infection purulente ; à l'autopsie nous avons trouvé une phlébite du tissu caverneux.

T. V. V. Obs. VI. — (Guyon, Soc. de chir., 5 juin 1877.) J'ai fait le 28 avril dernier une opération de taille vaginale chez une femme de 59 ans. Cette femme souffrait depuis un certain temps ; elle avait de la cystite. Le calcul n'était pas d'un volume considérable ; il avait 0ᵐ.04 de diamètre dans tous les sens. J'ai employé le procédé de Valette d'Orléans ; j'ai fait une incision transversale de 0ᵐ,03 à 0ᵐ,04, en plaçant la malade comme pour l'opération de la fistule ; l'extraction fut facile, je fis la suture immédiate ; le 7 mai, j'enlevai les fils, la malade était complétement guérie.

Nous voilà donc en présence de six cas de taille vésico-vaginale que nous pouvons partager en deux groupes ; dans le premier, nous avons trois succès ; dans le second, au contraire, nous avons, non pas trois cas de fistule vésico-vaginale, mais trois cas de mort, ce qui est plus déplorable encore. Si l'on ne considère que ces chiffres, il y a lieu d'en être effrayé ; mais si l'on veut bien examiner les choses d'un peu plus près, on se rassurera dans une certaine mesure. Nos observations T. V. V., n° III et n° IV, nous montrent deux cas tout à fait particuliers et qui mériteraient de ne figurer dans une statistique qu'avec une mention spéciale. Les deux malades ont été opérées dans des conditions tout à fait exceptionnelles et telles qu'on devait prévoir une issue fatale. Ne sait-on pas, en effet, combien l'état puerpéral est défavorable aux traumatismes qui surviennent dans cette période ? La péritonite, qui est si fréquente après l'accouchement, n'était-elle pas à craindre bien plus encore dans de pa-

reilles conditions ? On peut se demander quelle méthode
eût pu mettre ces femmes à l'abri d'une semblable
complication ? C'est fort difficile à dire et il faut bien
avouer qu'un calcul, dont la présence est une cause de
dystocie, doit éveiller, dans l'esprit du chirurgien, des
craintes sérieuses pour la vie de la parturiante, quel que
soit le parti auquel il se décide. La dilatation,combiné e
avec la lithotritie de façon à terminer l'extraction en
une seule séance, donnerait peut-être quelque espé-
rance de succès ; il serait téméraire, toutefois, de vouloir affirmer quelque chose à cet égard.

Mais ces deux faits éliminés en quelque sorte de notre
statistique, il en reste un autre, celui de M. Papas, qui
dépose contre la méthode. Nous n'avons à l'atténuer par
aucun commentaire, et il restera comme un témoignage
de la gravité de l'opération.

On nous dira, sans doute, que nous n'avons pas assez
d'observations pour juger la taille vésico-vaginale. Assurément non ! Cette méthode n'est encore qu'à l'étude et
elle a donné de trop beaux résultats et de trop belles
promesses pour qu'un échec inexplicable permette de la
rejeter. Rappelons-nous d'abord que tous les autres procédés nous ont présenté leurs victimes, et nous devien-
drons indulgent. Ainsi, M. Hybord écrit quelque part :
« Sur douze cas de taille vésico-vaginale, nous n'avions
que deux morts, et sur vingt cas de taille uréthrale, on
constate huit morts. »

Maintenant que nous avons fait nos restrictions et
donné nos explications sur la valeur des chiffres, faisons
un total. Les douze cas de M. Hybord, réunis aux six cas
que nous avons recueillis, représentent dix-huit opéra-,
tions, parmi lesquelles il y a eu cinq cas de mort.

En cherchant à résoudre la question numérique des fistules vésico-vaginales, nous avons été améné à parler des cas où l'opération a été fatale aux malades. Revenons rapidement à notre point de départ. M. Hybord, sur ses douze observations, ne signale que trois cas de fistule vésico-vaginale ; celles que nous avons rapportées n'en mentionnent pas. Donc cette complication n'est survenue que trois fois sur dix-huit faits. Ce chiffre concorde à peu près avec celui de Malgaigne (1850) qui, sur trente cas, n'a constaté que quatre fistules. Si, d'autre part, nous rappelons que les faits de Malgaigne et ceux de M. Hybord, pour une partie du moins, ont été rapportés par des auteurs qui ne pratiquaient point la taille vésico-vaginale, avec les perfectionnements qu'y ont apportés Vallet et autres, nous pouvons acquérir la conviction que cette complication redoutée tend de plus en plus à disparaître. En résumé, si les morts ont été nombreuses, cela tient à des conditions tout à fait spéciales qui ne devront pas faire renoncer à cette opération.

Ne pouvant plus donner de faits à l'appui de cette opinion, qu'on nous permette, du moins, d'invoquer l'autorité de nos maîtres. Nous étant adressé à M. le professeur Richet pour lui demander s'il pouvait nous procurer des faits relatifs au sujet que nous traitons, il nous répondit qu'il n'avait point pratiqué encore la taille vaginale, mais que c'était celle à laquelle il donnerait la préférence, le cas échéant.

M. Verneuil, de son côté (séance du 7 mars 1877), partage la même manière de voir. Inutile de dire que M. Guyon est depuis longtemps un fervent défenseur de cette opération.

Enfin, nous croyons devoir citer le passage suivant du

mémoire de Wildt dont nous avons déjà parlé à propos
de la dilatation : « M. le professeur Simon a opéré environ deux cent cinquante fistules vésico-vaginales qui ont
été guéries sauf de très-rares exceptions. En ce moment,
la guérison de cette infirmité est tellement sûre que pour
pratiquer la taille chez la femme, on ne suivra que la
taille vaginale. Elle a une innocuité complète ; par elle
peuvent être extraits les calculs les plus volumineux qui,
au besoin, pourront être préalablement fragmentés sans
que le danger d'une fistule persistante puisse être pris
en considération ; car, d'une part, la section guérit sûrement après l'opération ; d'autre part, une fistule qui
subsisterait serait facile à oblitérer. »

Mais finissons. En présence des faits, en présence des
déclarations d'autorités aussi graves, nous ne pouvons
nous défendre d'accorder nos sympathies à la taille vaginale. Aussi la croyons-nous indiquée toutes les fois que la
pierre est volumineuse, qu'elle est adhérente et qu'elle
est accompagnée d'incrustations calcaires. On l'adoptera
aussi quand on voudra remédier rapidement à un état
général grave et menaçant, et qu'il y aura quelque raison
de craindre une complication du côté du péritoine. Nous
ne tenons pas compte, bien entendu, des circonstances
exceptionnelles dont il est question dans nos observations
(T. V. V. Obs. III et IV). Et encore dans ces cas le pronostic n'est pas absolument fatal, puisque Monod, cité
par Pénard (*Manuel de l'accoucheur*, p. 324), a obtenu un
succès.

TAILLE VESTIBULAIRE.

Ce procédé, imaginé par Lisfranc, n'a jamais joui de la

faveur des chirurgiens. Pour M. Richet (*Anatomie chirur-gicale*), c'est une mauvaise opération en ce sens qu'on ouvre une voie au calcul dans l'endroit où les pubis sont précisément le plus resserrés, de telle sorte que s'il est volumineux, il est impossible de l'extraire à cause de l'étroitesse du détroit inférieur en ce point. Il est vrai qu'on évite, par ce procédé, d'intéresser l'urèthre, mais c'est là un avantage problématique qui est loin de com-penser ses autres inconvénients, ainsi qu'en témoigne l'observation suivante :

T. U. — *Calcul vésical développé autour d'un corps étranger*, par Ziembicki, interne des hôpitaux. (*Bulletin de la Société anatomi-que*, 1874. — *Présentation du calcul*). — Le centre de la concrétion calculeuse est occupé par un étui à aiguilles, autour duquel se sont déposées, sous forme de gaîne complète, des couches calcaires et phosphatiques. La longueur du calcul, mesurée par celle de l'étui, est d'environ $0^m,06$; son épaisseur, plus grande au ceutre, peut s'évaluer à $0^m,04$. La durée de son séjour dans la vessie n'a pu être déterminée, la malade refusant de donner des renseignements. Tout ce qu'on peut dire, c'est que sa présence provoquait depuis trois mois tous les troubles habituels aux calculs vésicaux, tels que : cystite, incontinence d'urine, hémorrhagie, douleurs irradiées et issue de petits graviers. La malade avait été adressée à l'hôpital comme atteinte de pierre.

Ce n'est qu'après des manœuvres de lithotritie demeurées infruc-tueuses qu'on reconnut, en explorant le réservoir urinaire avec le doigt, qu'on avait affaire à un corps étranger volumineux. Il a fallu achever l'opération par une taille vestibulaire, et c'est seulement après l'avoir pratiquée qu'on put faire l'extraction du calcul. La ma-lade est morte d'infection purulente.

On voit d'après ce fait, le seul que nous ayons pu recueillir, relativement à cette opération dans une période de cinq années, que la taille vestibulaire est non-seule-

ment peu avantageuse, ainsi que nous l'avons dit plus
haut, mais encore dangereuse. Aussi on comprend facilement le froid accueil qui lui a été fait de tout temps.

TAILLE HYPOGASTRIQUE.

Notre but, dans ce travail, étant de faire une revue
plutôt qu'une étude dogmatique sur les différents traite-
ments des calculs chez la femme, nous n'avons que fort
peu de chose à dire sur la taille qu'on pratique au-
dessus du pubis, pour la raison bien simple que nous n'a-
vons recueilli aucun fait qui la concerne pendant la
période sur laquelle ont porté nos recherches.

Contentons-nous de rappeler que la taille hypogastrique est une opération d'exception à laquelle on ne
doit recourir que dans les cas où l'ancienneté du mal,
le cathétérisme et le toucher à travers les parois du vagin
font découvrir un calcul d'un volume tellement grand,
qu'il ne saurait être extrait par le périnée, qu'on veuille
employer soit la taille vaginale, soit la taille uréthrale,
soit enfin la dilatation.

CONCLUSIONS.

Arrivé au terme de notre travail, il serait peut-être naturel d'en tirer des conclusions. Comme elles ont été déjà résumées à la fin de chacun de nos chapitres, nous n'avons qu'à les répéter en peu de mots. Elles sont d'ailleurs à peu près conformes à celles qu'avaient formulées M. Hybord en 1872.

1° Si la pierre offre un diamètre qui n'excède pas 0^m,025 à 0^m,030, on peut faire la dilatation et l'extraire.

2° Est-elle d'un volume supérieur, mais d'une consistance peu considérable, on pourra associer la lithotritie à la dilatation de manière à pratiquer l'extraction en une seule séance.

3° Existe-t-il de l'incontinence d'urine parmi les symptômes, rejeter la dilatation et pratiquer, suivant le cas, la lithotritie ou la taille.

4° La lithotritie pourra être tentée lorsque la pierre sera libre, de volume moyen, de consistance faible — la vessie saine — les accidents péritonéaux et utérins nuls — le système nerveux calme — les symptômes généraux peu accusés, et de préférence chez les femmes qui ont dépassé l'âge de la ménopause.

5° Un calcul dur, volumineux ou enchatonné indiquera la taille vésico-vaginale avec suture immédiate; — même méthode si l'état général ou local est menaçant.

6° Chez les petites filles, la taille uréthrale serait la plus praticable (Paulet); la lithotritie, quoique n'étant pas absolument contre-indiquée, paraît devoir offrir chez elles beaucoup de difficultés et de dangers en raison des petites dimensions de la vessie.

Est-il une méthode plus générale que les autres, c'est-à-dire qui réponde à des indications plus diverses et plus nombreuses? Nous croyons qu'il est impossible, quant à présent, de rien affirmer sur ce point.

Quoi qu'il en soit, il nous paraît ressortir de nos recherches que la taille uréthrale est appelée à perdre beaucoup de terrain en chirurgie, et cela grâce aux perfectionnements de la dilatation et de la taille vaginale.

La taille vestibulaire, d'ailleurs, a perdu depuis longtemps sa cause et la sus-pubienne n'est applicable que dans les cas exceptionnels, c'est-à-dire quand il est impossible d'agir autrement.

BIBLIOGRAPHIE.

Franco. — Traité des hernies, 1564, p. 140.

Talet. — Traité de la lithotomie, Paris, 1708.

Louis. — Mémoire sur la taille des femmes, 1748.

Frère Come. — Nouvelle méthode, etc., p. 78.

A. Cooper. — Œuvres chirurgicales, trad. 1837.

Deschamps. — Traité de la taille.

Dupuytren. — Thèse de concours, 1812.

Lisfranc. — Nouveau procédé pour extraire les calculs chez la femme, 1824.

Civiale. — Traité pratique et théorique de la lithotritie, 1847.

Morand. — Traité de la taille.

Malgaigne. — Médecine opératoire.

Malgaigne. — Parallèle des différents procédés de taille (Thèse de concours, 1850).

R. Hybord. — Thèse inaugurale, 1872.

Dolbeau. — La pierre dans la vessie, 1876.

Reliquet. — Opérations sur les voies urinaires, 1871.

Thompson. — Maladies des voies urinaires.

Longuet. — Mémoire sur la dilatation. *Annales de Gynécologie*, 1874.

Simonnin. — Mémoire sur la dilatation lu à la Société de médecine de Nancy, 1872.

Paris. — A. PARENT, imprimeur de la Faculté de Médecine, rue M.-le-Prince. 29-31.

www.ingramcontent.com/pod-product-compliance
Ingram Content Group UK Ltd.
Pitfield, Milton Keynes, MK11 3LW, UK
UKHW022052170726
13837UKWH00002B/909